DR. MED. URSULA KEICHER

# Kinder-krankheiten

## Schnell erkennen – gezielt behandeln

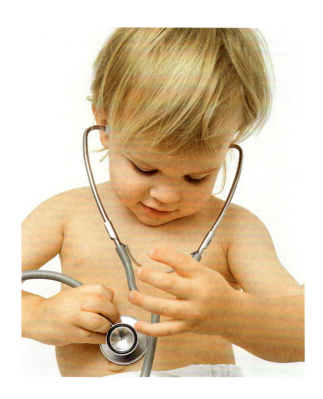

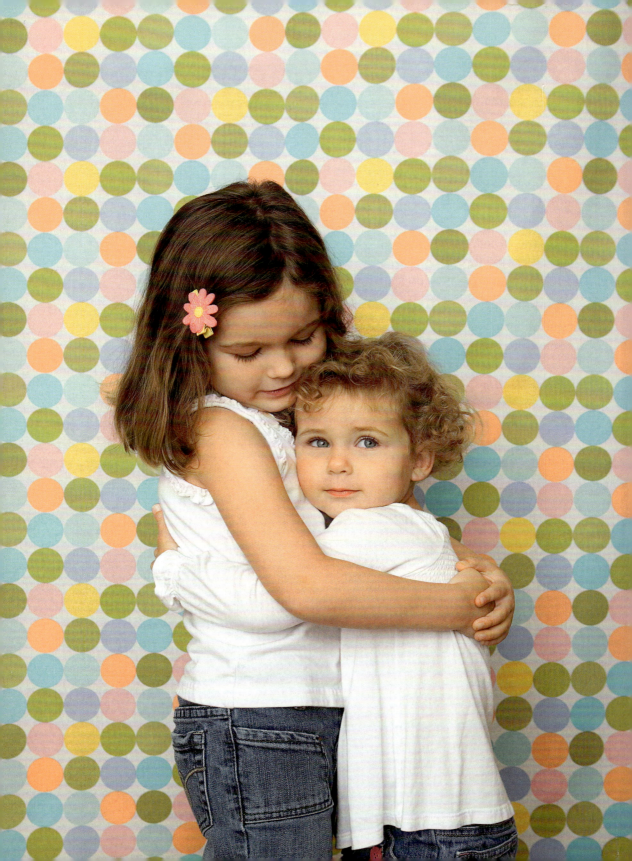

# Vorwort

## Liebe Leserin, lieber Leser,

wenn Ihr Kind krank ist, braucht es Hilfe. Das ist einfach gesagt – aber wann und von wem ist sie am besten zu leisten? Muss Ihr Kind gleich zum Arzt? Oder sollten Sie sogar den Notarzt rufen? Was können Sie selbst tun? Bei solchen und vielen anderen Fragen zu möglichen Erkrankungen eines Kindes soll Ihnen dieses Buch zuverlässige Informationen und konkrete Entscheidungshilfen geben.

Wenn Ihr Kind krank ist, werden Sie sich als Erstes fragen, was ihm denn eigentlich fehlt. Antworten darauf finden Sie in den zehn ausführlichen Diagnosetabellen mit den häufigsten Beschwerden. Ein Kind, dem es nicht gut geht, braucht liebevolle Pflege und besondere Zuwendung und Aufmerksamkeit. Das Kapitel **MEIN KIND IST KRANK** gibt Ihnen dazu eine Reihe von Anregungen. In den Kapiteln **KRANKHEITEN DES BABYS** und **KRANKHEITEN DES KINDES** werden die häufigsten Beschwerdebilder vorgestellt. Es wird erklärt, welche Ursachen sie jeweils haben und welchen Verlauf sie nehmen, welche Art der ärztlichen Behandlung nötig ist und was Sie selbst mit rezeptfreien Medikamenten, Haus- und Naturheilmitteln tun können. Ganz besondere Verantwortung tragen Sie in einer Notsituation. Das Kapitel **ERSTE HILFE BEI NOTFÄLLEN** befasst sich damit.

Es soll sich in diesem Buch jedoch nicht alles nur um Krankheiten drehen: Im **SERVICE-TEIL** erfahren Sie, wie Sie mit gezielter Vorsorge zur Gesundheit und zum Wohlbefinden Ihres Kindes beitragen können. Und noch etwas, bevor Sie weiterlesen: Dieses Buch ist als praktischer Ratgeber im Krankheitsfall und als Nachschlagewerk gedacht. Auf keinen Fall kann und soll es den Besuch beim Arzt ersetzen.

Ihre

Dr. Ursula Keicher

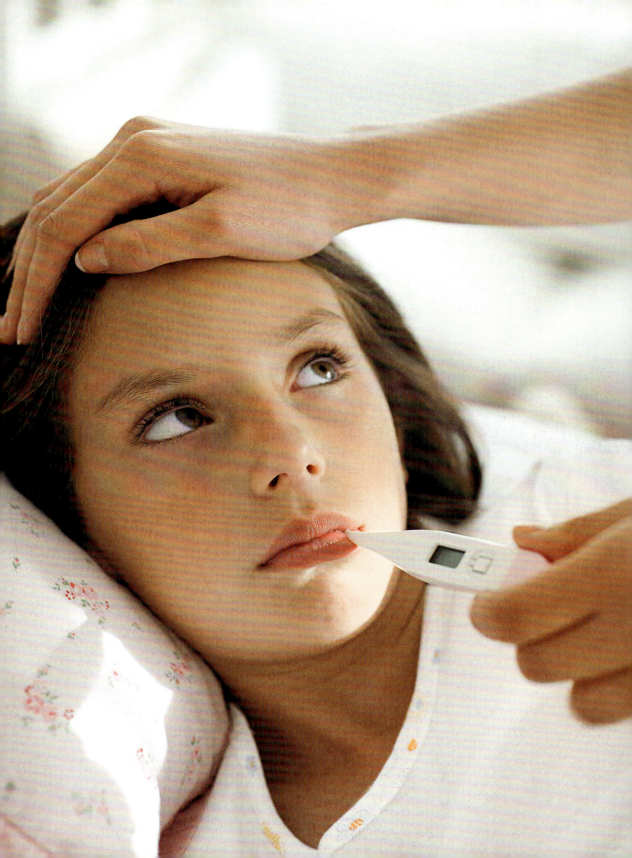

# Inhalt

## MEIN KIND IST KRANK — SEITE 9

- Was fehlt meinem Kind? .............. 10
- Muss mein Kind zum Arzt? ........... 11
- Was darf mein krankes Kind essen? ........................ 12
- Muss mein Kind im Bett bleiben? ........................ 14
- Aus der Spielekiste ................. 15

## KRANKHEITEN DES BABYS — SEITE 17

- Wenn Ihr Baby schreit ................ 18
- Wenn Ihr Baby nicht zunimmt ........ 19
- Diagnosetabelle:
  Fieber im Babyalter ................ 20
- Erkältung ........................... 22
- Zahnen .............................. 24
- Diagnosetabelle:
  Erbrechen und Durchfall im Babyalter ..................... 26
- Blähungen und Koliken ............... 28
- Magen-Darm-Infektion ............... 29
- Magenpförtnerverengung ............ 30
- Nabelprobleme ...................... 31
- Leistenbruch ........................ 32
- Hodenwasserbruch .................. 33
- Hodenstieldrehung .................. 33
- Hüftdysplasie ....................... 34
- Fehlstellung des Fußes (Klumpfuß) .... 35
- Diagnosetabelle:
  Hautausschläge im Babyalter ...... 36
- Neugeborenen-Gelbsucht ............. 39
- Hautmale bei Neugeborenen ......... 39
- Neugeborenen-Akne ................. 41
- Kopfgneis ........................... 41
- Milchschorf (Säuglingsekzem) ....... 41
- Impfausschlag ...................... 42
- Wunder Po (Windeldermatitis) ....... 43

## KRANKHEITEN DES KINDES — SEITE 45

- Diagnosetabelle:
  Fieber im Kindesalter .............. 46
- Diagnosetabelle:
  Ausschläge im Kindesalter ........ 49

### Infektionskrankheiten ...... 52

- Masern .............................. 52
- Windpocken ......................... 54
- Scharlach ........................... 56
- Röteln .............................. 58
- Ringelröteln ........................ 60
- Dreitagefieber ...................... 61
- Grippe .............................. 62
- Mumps .............................. 64
- Pfeiffersches Drüsenfieber .......... 66
- Diphtherie .......................... 68
- Erkrankungen durch Zeckenbisse .... 69
- Lyme-Borreliose .................... 70
- Frühsommer-Meningoenzephalitis (FSME) ................ 71

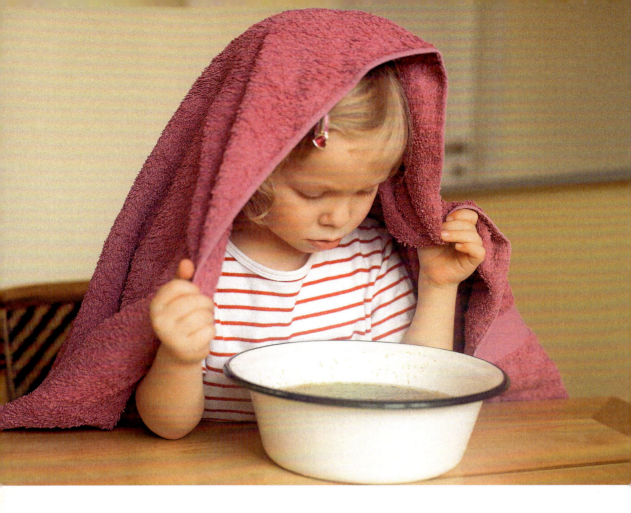

## Rund um den Kopf ........... 72

- Bindehautentzündung ................ 72
- Gerstenkorn ........................ 73
- Fehlsichtigkeit ..................... 74
- Mittelohrentzündung ................ 75
- Schwerhörigkeit .................... 77
- Faulecken .......................... 78
- Mundfäule .......................... 79
- Fieberbläschen...................... 80
- Karies.............................. 81
  - Diagnosetabelle:
    Wenn der Kopf wehtut ............ 82
- Gehirnhautentzündung ............... 85

## Atemwegserkrankungen .. 86

- Erkältung .......................... 86
- Nasennebenhöhlen-Entzündung ...... 89
- Allergischer Schnupfen ............. 90
- Vergrößerung der Rachenmandel .... 92
  - Diagnosetabelle:
    Halsschmerzen ................... 93
- Rachen- und Mandelentzündung ...... 94
  - Diagnosetabelle: Husten ......... 96
- Bronchitis.......................... 98
- Keuchhusten ........................101
- Krupphusten (Pseudokrupp) ........103
- Asthma bronchiale..................104
- Lungenentzündung ..................107

# Inhalt

## Rund um den Bauch ........ 108

Diagnosetabelle:
Wenn der Bauch wehtut .......... 108
Diagnosetabelle:
Erbrechen und Durchfall ......... 110
Magen-Darm-Infektion ............. 112
Nahrungsmittelunverträglichkeit .... 114
Zöliakie ........................ 116
Verstopfung .................... 117
Blinddarmentzündung ............. 118
Darmverschluss ................. 119
Harnwegsinfektion ............... 120
Akute Nierenentzündung .......... 122
Wurmerkrankungen ............... 123
Scheidenentzündung ............. 124
Vorhautentzündung .............. 125
Vorhautverengung (Phimose) ...... 126
Hodenhochstand ................. 127

## Fehlhaltungen ............. 128

Probleme mit der Wirbelsäule ..... 128
O- und X-Beine ................. 129
Plattfüße ....................... 129

## Rund um die Haut ......... 130

Allergischer Hautausschlag ....... 130
Neurodermitis .................. 132
Hautinfektionen mit Pilzen ........ 134
Warzen ........................ 136
Grind (Impetigo) ................ 137
Krätze ........................ 138
Kopfläuse ..................... 139
Insektenstiche ................. 140
Sonnenbrand .................. 141

## ERSTE HILFE BEI NOTFÄLLEN   SEITE 143

Lebensrettende Sofortmaßnahmen .... 144
Atemnot ........................ 148
Ertrinken ....................... 149
Fieberkrämpfe ................... 149
Kopfverletzungen ................ 150
Schock ......................... 151
Sonnenstich/Hitzschlag ........... 152
Stromunfall ..................... 153
Unterkühlung/Erfrierung .......... 154
Verätzung/Vergiftung ............. 155
Verbrennung/Verbrühung .......... 156
Verletzungen .................... 158

## SERVICE-TEIL   SEITE 162

- Wichtige Fragen kurz beantwortet .. 162
- Vorsorgeuntersuchungen .......... 168
- Impfungen ..................... 170
- Die Hausapotheke ............... 173
- Gesundheitsvorsorge für die Reise .. 174
- Glossar ....................... 176
- Adressen, die weiterhelfen ........ 179
- Bücher, die weiterhelfen .......... 182
- Beschwerden- und Sachregister .... 186
- Impressum .................... 192

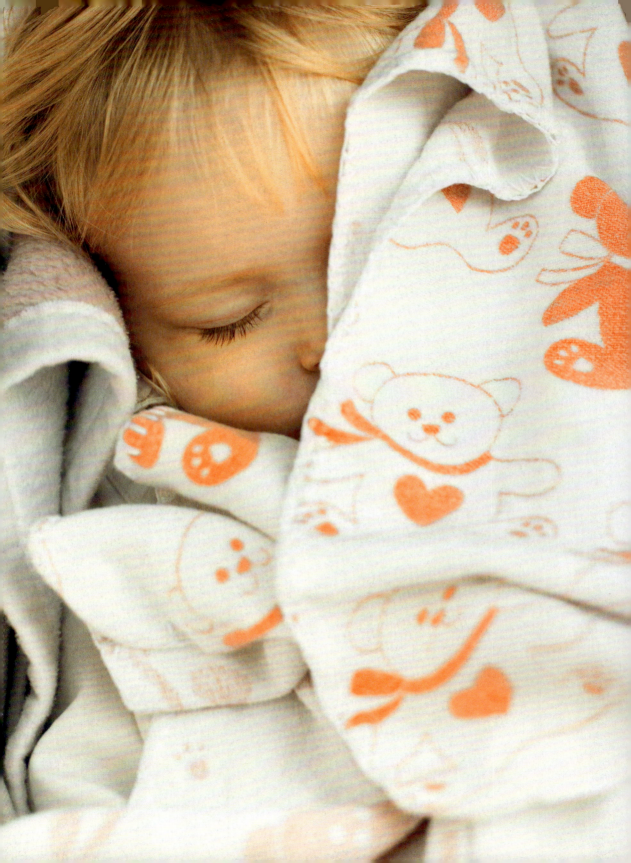

# MEIN KIND IST KRANK

**Irgendetwas stimmt nicht** mit meinem Kind: Es klagt über Kopfschmerzen, schläft schlecht, ist niedergeschlagen und müde, quengelt, hat keinen Appetit und keine Lust zum Spielen. Ist wieder einmal eine Erkältung im Anzug? Oder kündigt sich dieses Mal eine richtige Kinderkrankheit an? Fragen, die wohl alle Eltern kennen.
Wie Sie beurteilen können, was Ihrem Kind fehlt, wie Sie sich und Ihr Kind sinnvoll auf einen Arztbesuch vorbereiten und wie Sie Ihrem Kind liebevoll über seine Krankheitstage hinweghelfen, erfahren Sie in diesem Kapitel.

# Was fehlt meinem Kind?

Es ist oft gar nicht leicht, herauszufinden, ob ein Kind krank ist. Nehmen wir zum Beispiel Bauchschmerzen: Ältere Kinder klagen manchmal über Bauchweh, wenn sie Angst vor dem nächsten Schulaufsatz haben oder aufgeregt sind wegen der bevorstehenden Geburtstagsfeier. Kleine Kinder können sich noch nicht gut ausdrücken, sie haben »Bauchschmerzen«, obwohl es eigentlich ganz woanders wehtut. Und Babys schließlich schreien – vielleicht, weil sie tatsächlich Bauchweh haben, vielleicht aber auch aus einem ganz anderen Grund.

## Genau hinschauen

Ob Ihr Kind krank ist, können Sie am besten beurteilen, wenn Sie es bewusst beobachten. Erst einmal geht es dabei um allgemeine Veränderungen des Verhaltens. Ihnen fällt zum Beispiel auf, dass Ihr Kind mehr schläft als sonst. Dass es weniger Appetit hat als normalerweise. Dass es momentan besonders quengelig ist. Dass Ihr Baby nicht so gut trinkt wie üblich und nicht recht zunimmt. Dass es einen veränderten Schlaf-Wach-Rhythmus hat und mehr schreit. Da Sie als Mutter oder Vater Ihr Kind am allerbesten kennen, werden Sie schnell merken, wenn mit ihm etwas nicht stimmt.

## Krankheitszeichen erkennen

Wenn Sie sich sicher sind, dass Ihr Kind wirklich nicht ganz gesund ist, stellt sich natürlich die Frage, was genau ihm fehlt und ob es sich dabei um eine ernstere Sache handelt. Neben dem allgemeinen Befinden sollten Sie daher einige körperliche Vorgänge bei Ihrem Kind mit besonderer Aufmerksamkeit verfolgen. Ihre Beobachtungen können Ihnen selbst, aber auch dem Arzt, den Sie eventuell aufsuchen, wichtige Anhaltspunkte für Art und Schwere einer Erkrankung geben.

*Am genauesten messen Sie Fieber mit einem Digitalthermometer im Po. Geben Sie etwas Babycreme auf die Spitze, damit sich das Thermometer besser einführen lässt.*

Beim Baby und beim jüngeren Kind sollten Sie zunächst mit dem Thermometer messen, ob es Fieber hat (> Diagnosetabellen auf den Seiten 20/21 und 46 bis 48). Achten Sie außerdem auf den Stuhlgang: Ist er weicher oder fester als sonst? Ist Ihrem Kind übel oder musste es sich erbrechen (> Diagnosetabellen auf den Seiten 26/27 und 110/111)? Klagt es über Bauchschmerzen (> Diagnosetabelle auf den Seiten 108/109)? Oder hat Ihr Kind Husten – und wenn ja, wie klingt er (> Diagnosetabelle auf den Seiten 96/97)? Wie steht es mit dem Hals (> Diagnosetabelle auf Seite 93)? Klagt Ihr Kind vielleicht über Kopfschmerzen (> Diagnosetabelle auf den Seiten 82/83)? Schauen Sie es außerdem von Kopf bis Fuß genau an: Vielleicht hat es einen Ausschlag (> Diagnosetabellen auf den Seiten 36/37 und 49 bis 51).

# Muss mein Kind zum Arzt?

Grundsätzlich gilt: Gehen Sie mit Ihrem Kind lieber einmal zu oft zum Arzt als einmal zu wenig. Denn nur in seltenen Fällen können Sie wirklich zweifelsfrei entscheiden, was Ihrem Kind fehlt und was Sie ohne ärztliche Hilfe dagegen tun können. Kein Arzt wird es Ihnen übel nehmen, wenn Sie zu ihm kommen und es sich dann herausstellen sollte, dass Ihrem Kind nichts fehlt. Gerade bei Kindern ist es für Laien oft sehr schwer, abzuschätzen, ob dieses oder jenes Anzeichen eine ernste Krankheit – vielleicht im Anfangsstadium – bedeutet oder ob es nur ein Wehwehchen ist. Durchfall beispielsweise kann bei einem schon größeren und ansonsten gesunden Kind völlig harmlos sein, während er beim Baby schnell zu einem lebensbedrohlichen Flüssigkeitsverlust führen kann.

In den folgenden Kapiteln werden verschiedene Erkrankungen im Einzelnen besprochen. Sie finden dort jeweils Hinweise, wann Sie unbedingt zum Arzt gehen müssen oder eine Empfehlung, wie lange Sie abwarten und Ihr Kind beobachten können.

## Vorbereitung auf den Arzttermin

Vor allem kleinere Kinder gehen nicht gerne zum Arzt. Nehmen Sie sich deshalb vorher etwas Zeit und erklären Sie Ihrem Kind, was der Doktor in etwa tun wird und warum. Manchmal leistet ein kleiner Arztkoffer zum Spielen gute Dienste. Wenn Ihr Kind ein paarmal das Herz der Mama abgehört hat oder ihr in den Mund schauen durfte, verliert die Untersuchung beim Arzt ihren Schrecken. Außerdem kann eine kleine, vorher angekündigte Überraschung nach dem überstandenen Arzttermin helfen.

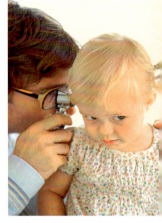

*Kinder sind neugierig: Wenn der Arzt erklärt, was er tut, ist die Angst schnell vergessen.*

Für Ihre eigene Vorbereitung ist es sinnvoll, dass Sie sich alle Fragen, die Sie dem Arzt stellen wollen, sowie Ihre Beobachtungen – beispielsweise zum Verlauf des Fiebers – notieren, damit Sie beim Termin nichts Wichtiges vergessen. Nehmen Sie auf jeden Fall die Versicherungskarte der Krankenkasse und den Impfausweis Ihres Kindes mit, wenn vorhanden auch den Behandlungspass und den Allergieausweis.

## Im Sprechzimmer

Ist Ihr Kind schon alt genug, so sollte es seine Beschwerden erst einmal selbst beschreiben. Auf diese Weise lernt es, sich auszudrücken und kann gleichzeitig etwas Vertrauen zum Arzt fassen. Zudem können Sie ihm die Angst vor der ungewohnten Situation nehmen, indem Sie selbst möglichst ruhig und gelassen bleiben. Auf keinen Fall sollten Sie Ihr Kind während einer Untersuchung oder einer Behandlung allein lassen.

# MEIN KIND IST KRANK

# Was darf mein krankes Kind essen?

Wenn wir Erwachsenen uns nicht ganz wohlfühlen oder krank sind, haben wir wenig oder keinen Appetit. Das Gleiche sollten wir auch unserem Kind zugestehen.

Es schadet Ihrem Kind nicht, wenn es ein paar Tage lang weniger isst als sonst. Geben Sie ihm, wenn es krank ist, immer leicht verdauliche Speisen in kleinen Portionen – ein randvoller Teller wirkt oft eher abschreckend. Versuchen Sie, auf seine Vorlieben einzugehen und ihm das Essen besonders liebevoll anzurichten. Über eine lustige Verzierung oder eine kleine Überraschung auf dem Teller wird sich Ihr Kind auf jeden Fall freuen.

## Das Trinken nicht vergessen

Auch wenn Ihr krankes Kind kaum oder gar nichts essen mag: Ausreichend trinken muss es unbedingt! Geben Sie ihm Wasser oder Früchtetee, der etwas gesüßt ist. Wenn es keinen Durchfall hat, können Sie ihm auch verdünnte Fruchtsäfte anbieten. Im Zweifelsfall ist sogar eine Limonade besser als überhaupt nichts zu trinken.

## Rezeptideen fürs Krankenbett

- **Katzenschmaus** (rutscht auch, wenn der Hals wehtut): Schneiden Sie ein Brötchen aus weißem Mehl in Scheiben und übergießen Sie es mit heißer Milch. Warten Sie, bis die Krusten etwas aufgeweicht sind, dann süßen Sie mit Zucker oder Honig. Zuletzt rühren Sie eine Messerspitze Butter unter. Nach Belieben wird der Katzenschmaus mit Zimt bestreut.
- **Kartoffelbrei-Burg mit Wassergraben** (als Aufbaukost bei einer Magen-Darm-Infektion geeignet): Geben Sie in die Mitte eines tiefen Tellers einen großen Klecks selbst gemachten Kartoffelbrei. Garnieren Sie diesen mit gedünsteten Karottenscheiben. Gießen Sie etwas dünne Rindfleischbrühe in den Teller, sodass um den Brei ein »Wassergraben« entsteht. Stecken Sie in die Spitze des kleinen Berges eine Papierfahne.
- **Mister Ei:** Kochen Sie ein Ei hart. Wenn es abgekühlt ist, stellen Sie es in einen Eierbecher und malen ihm mit Lebensmittelfarben ein buntes, lustiges Gesicht. Basteln Sie dann einen passenden Hut aus Papier und servieren Sie »Mister Ei«.
- **Lachender Otto** (links im Bild): Bereiten Sie Milchreis zu und füllen Sie eine Portion davon in einen tiefen Teller. Glätten Sie die Oberfläche mit einem Messer. Dekorieren Sie darauf ein Gesicht mit Früchten der Jahreszeit – zum Beispiel mit Kirschen als Augen, einer halben Pfirsichscheibe als Mund und einer Bananenscheibe als Nase.
- **Bunte Ritterspieße** (rechts im Bild): Bestreichen Sie kleine Brotecken mit frischem Kräuterquark und schneiden Sie Käse, Wurst, Obst (Weintrauben eignen sich gut) oder Gemüse in Stückchen. Dann spießen Sie je

## Was darf mein krankes Kind essen?

einen oder mehrere dieser mundgerechten Bissen auf einen Zahnstocher und legen alle auf einen flachen Teller.
- **Osternest:** Raspeln Sie einige Karotten mit einer groben Reibe. Mischen Sie frisch gehackte Haselnüsse, etwas Zitronensaft und Traubenzucker nach Belieben unter. Geben Sie diesen Karottensalat in einen tiefen Teller und drücken Sie in die Mitte eine Mulde. Dann schälen Sie eine Kiwi und legen sie als »Ei« hinein.
- **Melonentiere:** Stechen Sie aus einer reifen Wasser- oder Honigmelone mit den Förmchen für die Weihnachtsbäckerei verschiedene Tiere aus. Legen Sie alle auf einen großen, weißen Kuchenteller, auf den Sie mit Lebensmittelfarben eine passende Phantasielandschaft malen.

### Gutes für den schwachen Magen
- **Würzreis:** Kochen Sie eine kleine Portion Rundkornreis (50 g Reis in 200 Milliliter Wasser) mit etwas Salz. Mischen Sie fein gehackte Petersilie darunter und würzen Sie mit einem Teelöffel Sojasoße.
- **Kartoffel-Karotten-Suppe:** Dazu kochen Sie die Karotten und die Kartoffeln getrennt mit etwas Jodsalz, pürieren die Karotten, pressen die gepellten Kartoffeln durch die Kartoffelpresse dazu und schmecken mit etwas Zitronensaft und Sojasoße ab.

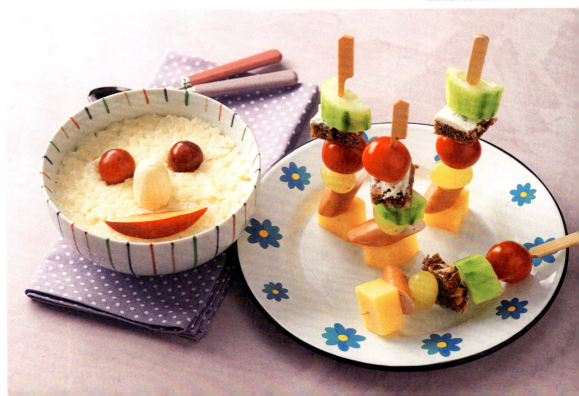

*Fantasievoll garnierte Gerichte, am besten die Lieblingsspeisen, regen auch den Appetit eines kranken Kindes an.*

# Muss mein Kind im Bett bleiben?

Mit Bettruhe wird ein Kind sehr viel schneller gesund. Es ist im Warmen, kann sich ausruhen, die Kräfte schonen und seine ganze Energie dazu nutzen, mit der Krankheit fertig zu werden. Vor allem bei Fieber ist diese Art der Schonung ausgesprochen sinnvoll.

Aber das alles ist meistens leichter gesagt als getan, denn vor allem jüngere Kinder empfinden es oft als Strafe, längere Zeit im Bett liegen zu müssen. Versuchen Sie deshalb, das Krankenlager so aufzuschlagen, dass Sie immer in der Nähe sein können. Dann sieht Ihr Kind Sie und wird durch das, was Sie tun, ein wenig von seiner Krankheit abgelenkt. Natürlich sollte es in seiner Umgebung nicht zu turbulent zugehen, Radio und Fernsehen bleiben besser ausgeschaltet. Aber natürlich spricht nichts gegen eine gelegentliche Kindersendung zum Aufheitern.

Wichtig ist, dass Ihr Kind zwischendurch immer wieder schlafen kann, ohne gestört zu werden. Schütteln Sie das Bettzeug regelmäßig auf und lüften Sie das Zimmer jede Stunde ein paar Minuten lang. Ihr Kind muss dabei gut zugedeckt sein! Wenn es stark schwitzt, sollten Sie mehrmals täglich seinen Schlafanzug wechseln.

### Ein krankes Kind darf verwöhnt werden

*Liebe ist die beste Medizin, die Sie Ihrem Kind verabreichen können. Das könnte auch ein Krankenlager auf dem Wohnzimmersofa sein.*

Es tut Ihrem Kind unendlich gut, wenn es spürt, dass Sie sich besonders liebevoll mit ihm beschäftigen. Ein krankes Kind fühlt sich oft nicht wohl, ist manchmal zornig oder weiß selbst nicht genau, was es eigentlich will. Es ist wichtig, in dieser Situation viel Geduld zu haben und nicht gerade jetzt in allen Erziehungsfragen konsequent sein zu wollen. Lassen Sie sich immer wieder kleine Überraschungen einfallen und nehmen Sie sich viel Zeit, um mit Ihrem Kind zu spielen, zu reden oder ihm etwas zu erzählen.

### Früher oder später kommt die Langeweile

Wenn ein Kind nicht sehr krank ist, fällt es ihm bald schwer, vermeintlich »einfach nur so« im Bett zu liegen. Und ist es erst einmal auf dem Weg der Besserung, möchte es am liebsten gleich wieder Bäume ausreißen. Wenn Ihr Kind eine Zeit lang im Bett bleiben soll, müssen Sie sich also zu seiner Beschäftigung viel einfallen lassen. Natürlich sollten Sie von Fall zu Fall entscheiden, inwieweit Ihr Kind schon wieder selbst aktiv werden darf. In jedem Fall ist Abwechslung das Wichtigste.

Mit lustigen Spielen können Sie Ihrem Kind die Zeit vertreiben (> rechte Seite), außerdem steht Vorlesen bei fast allen Kindern hoch im Kurs. Ältere Kinder lesen gerne einen spannenden Schmöker.

# Aus der Spielekiste

Sie können mit Ihrem Kind zusammen spielen oder es zu einer spielerischen Beschäftigung für sich allein anregen – je nach Alter, momentaner Stimmung und Verfassung. Geeignet sind natürlich vor allem Spiele, für die man kein oder nur wenig Zubehör braucht. Sicher erinnern Sie sich zum Beispiel an die guten alten Rate- und Gedächtnisspiele.

**Ich sehe was, was du nicht siehst, und das ist …**
Einer sucht sich einen Gegenstand im Zimmer und nennt dessen Farbe. Nun muss der andere raten. Manchmal weiß man's schnell, manchmal dauert es ziemlich lange!

**Teekesselchen suchen**
Gefragt sind bei diesem Spiel Wörter, die zwei verschiedene Bedeutungen haben. Eine wird gesagt, die andere muss geraten werden. Also: Die Bank zum Sitzen und …? Die Bank fürs Geld!

**Ich packe meinen Koffer …**
Der eine nennt einen Gegenstand, den er gerne in seinem Koffer mitnehmen würde. Nun muss der andere diesen wiederholen und einen neuen hinzufügen. Dann ist wieder der erste dran; er muss beide Dinge aufzählen und etwas Neues nennen – so geht es immer hin und her.

*Zuerst malt Ihr Kind eigenständig ein Bild. Danach erfinden und erzählen Sie die passende Geschichte dazu.*

**Oder erfinden Sie ein Rätsel**
Es ist gelb und hüpft von Haus zu Haus – was ist das? Ein Postfrosch!

**Die eigene Speisekarte malen oder schreiben**
Wenn sich Ihr Kind eine Weile allein beschäftigt, schlagen Sie ihm vor, seine Wunsch-Speisekarte für die nächsten Tage zu malen oder zu schreiben. Auf dieser »Bestellung« darf alles sein, was es gerne essen möchte.

**Figuren ausschneiden und bemalen**
Schneiden Sie oder Ihr Kind selbst aus Pappe verschiedene Figuren aus, die es bemalen und mit denen es anschließend spielen kann. Kinder entwickeln interessante Rollenspiele auf ihren Bettdecken-Hügeln.

**Einen Wunschzettel schreiben**
Vielleicht möchte sich Ihr Kind einen Wunschzettel für den Geburtstag, für Weihnachten oder ein anderes bevorstehendes Fest ausdenken.

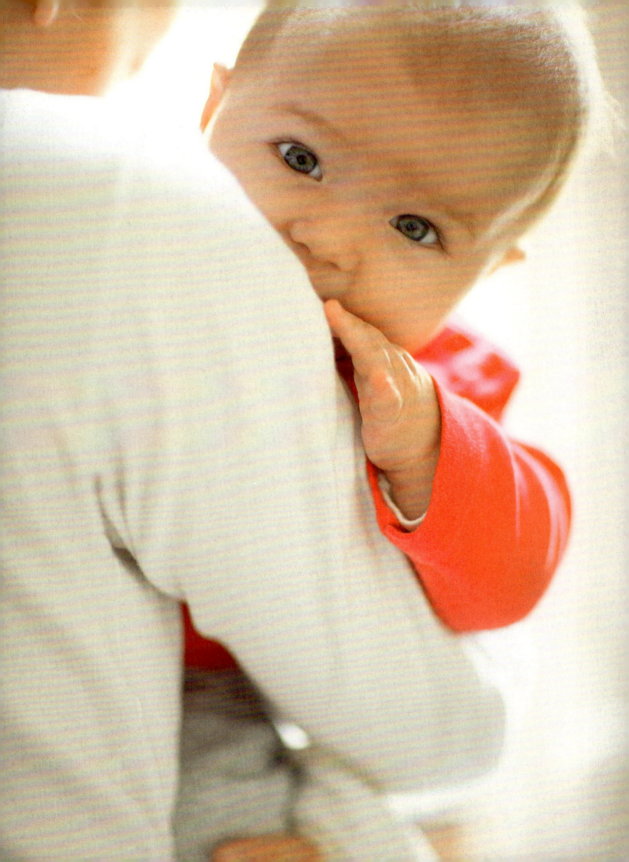

# KRANKHEITEN DES BABYS

**Viele Krankheiten kann Ihr Kind** in jedem Alter bekommen – mit wenigen Monaten ebenso wie im Kindergarten- oder Schulalter. Einige Beschwerden jedoch kommen ausschließlich im Babyalter vor. Und manche Krankheiten, die für ein Kind mit vier oder fünf Jahren harmlos sind, können für ein Baby gefährlich werden. Um Krankheiten und Beschwerden im Babyalter geht es in diesem Kapitel.
Sicher wird es oft schwierig für Sie sein, herauszufinden, was Ihrem schreienden Baby fehlt. Doch an einigen Anhaltspunkten können Sie sich gut orientieren. Drei spezielle Diagnosetabellen helfen Ihnen dabei.

# Wenn Ihr Baby schreit

Zu entscheiden, warum Ihr Baby gerade schreit, ist meist keine leichte Aufgabe. Außerdem melden sich manche Kinder häufiger als andere – es ist also auch ein bisschen Typsache. Was auch immer der Grund sein mag: Wenn Ihr Baby schreit, braucht es Ihre besondere Aufmerksamkeit.

Oft schreit ein Baby einfach, weil es Hunger hat. Da der Essrhythmus in den ersten Lebenswochen meistens sehr unregelmäßig ist, kann es in dieser Zeit besonders schwierig herauszufinden sein, ob Hunger oder etwas anderes der Grund für das Schreien ist. Später festigen sich die Abstände zwischen den einzelnen Mahlzeiten, und Sie lernen, das »Hungerschreien« mit Sicherheit herauszuhören. Ist das Baby rundum satt und schreit immer noch, kann es sein, dass seine volle Windel drückt. Vielleicht möchte Ihr Kind aber auch nur ein bisschen unterhalten werden, weil ihm gerade langweilig ist, oder es sucht Ihre Nähe und Aufmerksamkeit, weil es überanstrengt und müde ist. Es könnte ihm auch zu heiß oder zu kalt sein.

*Babys schreien unterschiedlich. Das hören Eltern meist schon nach kurzer Zeit.*

## Schmerzhafte Blähungen

Wenn Ihr Baby vor allem in den Nachmittags- und Abendstunden schreit, einen geblähten Bauch hat und seine Beinchen anzieht, hat es wahrscheinlich Blähungen oder Dreimonatskoliken (> Seite 28), die starke Bauchschmerzen verursachen können. Unter diesem Problem leiden in den ersten drei bis vier Lebensmonaten viele Babys – Jungen häufiger als Mädchen. Da hilft nur eine liebevolle Bauchmassage, geduldiges Herumtragen auf dem Arm, Fencheltee und die Hoffnung darauf, dass die »Blähungsmonate« bald vorbei sind. Auch wenn das Wohlbefinden Ihres Babys beeinträchtigt ist: Blähungen und Dreimonatskoliken sind nichts Gefährliches.

## Die ersten Zähne

Zwischen dem vierten und dem siebten Monat bekommen Babys die ersten Zähnchen (> Seite 24/25). Auch das kann richtig wehtun und Anlass zum Schreien sein. Häufig schiebt sich das Baby die Finger oder die ganze Faust in den Mund, um etwas Festes an das geschwollene Zahnfleisch zu drücken. Geben Sie Ihrem Kind einen Beißring, auf dem es herumkauen kann, das lindert seine Schmerzen.

Auch wenn meist harmlose Wehwehchen der Grund sind, gilt, dass Sie auf jeden Fall zum Arzt gehen sollten, wenn Sie wegen Stärke und Dauer des Schreiens beunruhigt sind. Er kann feststellen, ob Ihr Baby vielleicht doch eine ernstere Erkrankung hat, beispielsweise einen Leistenbruch (> Seite 32) oder eine Hodenstieldrehung (> Seite 33).

# Wenn Ihr Baby nicht zunimmt

Häufig steigt das Gewicht bei Säuglingen nur langsam. In den ersten Lebenstagen ist es normal, dass ein Baby bis zu zehn Prozent seines Geburtsgewichts wieder verliert. Danach jedoch sollte es pro Woche möglichst etwa 150 Gramm zunehmen. Das gelingt natürlich nicht immer, denn auch bei Babys gibt es bessere und schlechtere Esser.

Nimmt Ihr Baby nicht oder nur sehr wenig zu, sollten Sie sich als Erstes vergewissern, ob es auch wirklich genug zu essen bekommt. Das gilt besonders dann, wenn Sie stillen.

## Meist sind es Infekte

Eine häufige Ursache für eine kurzzeitig geringe Gewichtszunahme sind Infekte. Wenn das Baby eine Erkältung (> Seite 22/23) oder eine Magen-Darm-Infektion (> Seite 29) hat, fühlt es sich nicht wohl und hat wenig Appetit. Bei Schnupfen kommt hinzu, dass ihm das Atmen durch die Nase schwerfällt; gleichzeitig trinken und durch den Mund Luft holen kann es nicht. Dann helfen ein paar abschwellende Nasentropfen vor der Mahlzeit. Eine Magen-Darm-Infektion führt schnell dazu, dass ein Baby abnimmt. Ist sie vorüber, wird das verlorene Gewicht meist ebenso schnell wieder »angetrunken«. Wenn Ihr Baby sich erbricht oder Durchfall hat, sollten Sie auf jeden Fall zum Arzt gehen. Er kann klären, um welche Erkrankung es sich handelt. Nimmt Ihr Baby zwei bis drei Wochen schlecht oder gar nicht zu oder hat über längere Zeit Durchfall, einen auffällig weichen oder flüssigen, vielleicht auch schlecht riechenden Stuhl, muss der Kinderarzt prüfen, ob zum Beispiel eine Nahrungsmittelunverträglichkeit (> Seite 114/115) oder eine Allergie vorliegt.

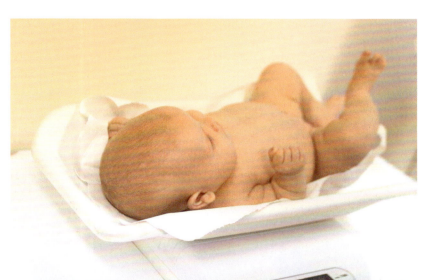

*Ihr Kind wird nicht in jeder Woche gleich viel zunehmen; entscheidend ist die Durchschnittsmenge im Zeitraum mehrerer Wochen.*

## KRANKHEITEN DES BABYS

# Fieber im Babyalter

*Fiebernde Babys brauchen sehr viel Flüssigkeit.*

Beim Baby ist Fieber oft das einzige erkennbare Zeichen einer Erkrankung. Deshalb sollten Sie immer den Arzt um Rat fragen, wenn Ihr Kind Fieber hat. Die Temperatur eines Babys steigt schnell sehr hoch; ab 39 °C sollte das Fieber mit einem Zäpfchen (Arztempfehlung!) gesenkt werden, da ein Kind dann häufig schlecht trinkt und dadurch gefährlich viel Flüssigkeit verliert. Informationen zu fiebersenkenden Wadenwickeln finden Sie auf Seite 48. Hat Ihr Baby Fieber und Ausschlag, dann lesen Sie auf Seite 36 weiter.

## Mein Baby hat Fieber

| Schnupfen | Husten | Erbrechen | Durchfall | Atemprobleme | Besonderheiten | |
|---|---|---|---|---|---|---|
| ja | möglich | nein | nein | verstopfte Nase | häufig nur leichtes Fieber | **Erkältung** > Seite 22 |
| möglich | ja; erst trocken, dann schleimig | möglich durch Hochwürgen von Schleim | nein | erschwerte Atmung, Pfeifen beim Ausatmen sowie Atemnot möglich | bei kleineren Babys oft untypischer Husten, verstärkt nachts | **Bronchitis** > Seite 98 |
| möglich; geht häufig den Ohrenschmerzen voraus | nein | nein | nein | nein | häufig nur Fieber; möglicherweise wirft das Baby den Kopf hin und her und zupft am Ohr; eventuell Ausfluss aus dem Ohr | **Mittelohrentzündung** > Seite 75 |
| nein | ja; bei kleineren Babys tritt Husten jedoch anfangs nicht immer auf | möglich durch Hochwürgen von Schleim | nein | oberflächliche und schnelle Atmung; beim Einatmen wird die Haut über den Schlüsselbeinen und zwischen den Rippen eingezogen, die Nasenflügel werden aufgebläht | Baby macht einen sehr kranken, apathischen Eindruck | **Lungenentzündung** > Seite 107 |

# Fieber im Babyalter

## Fieberkrämpfe

Bei schnell ansteigendem Fieber kann Ihr Baby eventuell Krämpfe bekommen. Arme und Beine oder Gesichtsmuskeln des Kindes zucken dann plötzlich rhythmisch, es verdreht die Augen, hält den Atem an und fällt in eine kurze Bewusstlosigkeit (> Seite 144). Meist hält der Fieberkrampf nur einige Minuten an. Dauert er länger oder wiederholt er sich, muss der Notarzt gerufen werden. Nach einem Fieberkrampf sollten Sie auf jeden Fall zum Arzt gehen. Informationen zu Vorbeugung und Selbsthilfe finden Sie auf Seite 149.

### Mein Baby hat Fieber

| Schnupfen | Husten | Erbrechen | Durchfall | Atemprobleme | Besonderheiten | |
|---|---|---|---|---|---|---|
| nein | nein | nein | möglich | nein | Baby fasst sich ständig in den Mund | **Zahnen** > Seite 24 |
| nein | nein | nein | nein | nein | Bläschen, weißlich-gelb belegte Wunden im Mund; Schleimhaut gerötet | **Mundfäule** > Seite 79 |
| nein | nein | ja | ja | nein | bei starkem Flüssigkeitsverlust Teilnahmslosigkeit und Apathie | **Magen-Darm-Infektion** > Seite 29 |
| nein | nein | möglich | möglich | nein | häufig nur Fieber als Krankheitszeichen; Unruhe, Blässe | **Harnwegsinfektion** > Seite 120 |
| nein | nein | nein | nein | nein | plötzlich hohes Fieber; nach drei Tagen Ausschlag und kein Fieber mehr | **Dreitagefieber** > Seite 61 |
| nein | nein | möglich, bei Säuglingen eher selten | nein | nein | Apathie; das Baby verweigert das Trinken; Krampfanfälle möglich | **Gehirnhautentzündung** > Seite 85 |

# Erkältung

*Im Babyalter sind Infektionen der oberen Luftwege sehr häufig. Die erste Schniefnase bringt man manchmal schon aus der Geburtsklinik mit.*

Wenn ein Baby Schnupfen hat, trinkt es schlechter als sonst, da es durch die verstopfte Nase wenig oder keine Luft bekommt und durch den Mund atmen muss. Nachts wacht es deshalb auch öfter auf als sonst, ist weinerlich und quengelig. Meistens kommt etwas später Husten hinzu; Fieber ist möglich, tritt aber nicht immer auf. Nicht in jedem Fall ist eine Erkältung beim Baby auf Anhieb zu erkennen, da auch Erbrechen und Durchfall vorkommen können und der Infekt nicht immer mit einem Schnupfen beginnt.

### Krankheitszeichen
- Schnupfen und Husten
- möglicherweise Fieber

Meist verläuft eine Erkältung harmlos und ist nach etwa einer Woche überstanden. Es kann allerdings auch zu Komplikationen kommen, wenn sich die Viren, die den Infekt verursachen, weiter ausbreiten oder eine bakterielle Zweitinfektion hinzutritt. Dann können sich beispielsweise eine Mittelohrentzündung (> Seite 75/76), eine Bronchitis (> Seite 98 bis 100) oder eine Lungenentzündung (> Seite 107) entwickeln. Beim Baby äußern sich diese Krankheiten häufig nicht in ihrer typischen Form. Eine Mittelohrentzündung ist oft nur am Fieber zu erkennen und daran, dass das Kind kläglich schreit, sich immer wieder ans Ohr fasst oder den Kopf hin und her wirft. Eine Bronchitis zeigt häufig ähnliche Symptome wie eine Lungenentzündung: Das Baby hustet, und manchmal ist ein Pfeifen beim Ausatmen zu hören; die Atmung kann in einigen Fällen beschleunigt sein. Das Baby hat meist Fieber und leidet unter mehr oder weniger starker Atemnot.

## Ärztliche Behandlung

Gehen Sie mit Ihrem Baby zum Arzt, wenn es länger als eine Woche erkältet ist. Wenn es Fieber hat oder anhaltend schreit, sollten Sie gleich den Arzt aufsuchen; er kann feststellen, ob es eine beginnende Mittelohrentzündung hat. Auch wenn Ihr Baby unruhig und kurzatmig ist oder das Trinken verweigert, sollten Sie mit ihm zum Arzt gehen. Bei einer harmlosen Erkältung sind meistens keine Medikamente notwendig. Hat Ihr Kind wegen des Schnupfens Trinkprobleme oder findet keinen Schlaf mehr, dann wird der Arzt Kochsalztropfen oder abschwellende Nasentropfen empfehlen. Bei hartnäckigem trockenem Husten kann er einen schleimlösenden Hustensaft verschreiben.

# Erkältung

## Was Sie selbst tun können

- Achten Sie darauf, dass die Raumtemperatur im Kinderzimmer 18 °C nicht überschreitet. Befeuchten Sie die Luft, indem Sie nasse Handtücher über Stühle und Heizung hängen und die Wäsche in Ihrer Wohnung trocknen.
- Bieten Sie Ihrem Baby immer wieder etwas zum Trinken an. Wenn Sie stillen, dann sollten Sie es kürzer und dafür häufiger anlegen. Bekommt Ihr Kind Flaschenmilch, können Sie ihm dazu Fencheltee oder abgekochtes, kaltes Leitungswasser geben.
- Falls Ihr Baby mit Schnupfen Probleme beim Trinken hat, sollten Sie ihm etwa zehn Minuten vor der Mahlzeit abschwellende Nasentropfen geben (siehe unten).
- Gehen Sie mit Ihrem Baby, wenn es fieberfrei ist und sein Zustand es erlaubt, viel an die frische Luft.
- Informationen zur Selbsthilfe bei Husten und Schnupfen finden Sie auch von Seite 96 bis 102.

**Nasentropfen herstellen**
Lösen Sie knapp einen halben Teelöffel Kochsalz in einem Viertelliter abgekochten, lauwarmen Wasser auf. Geben Sie mit einer Pipette aus der Apotheke mehrmals täglich ein paar Tropfen davon in jedes Nasenloch. Sie sollten die Lösung alle zwei Tage neu ansetzen.

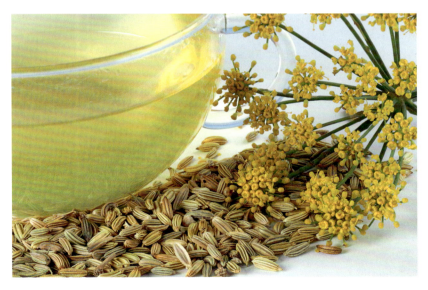

*Einen knappen Teelöffel zerdrückte Fenchelfrüchte mit einem halben Liter Wasser überbrühen, zehn Minuten ziehen lassen, abseihen und mehrmals täglich im Fläschchen anbieten.*

# Zahnen

Die ersten Zähne des Babys zeigen sich meist zwischen dem vierten und dem siebten Lebensmonat. Sie können aber auch früher oder erheblich später kommen. In der Regel treten zuerst die unteren Schneidezähne durch das Zahnfleisch hindurch, es folgen Eck- und Backenzähne. Meistens zwischen dem 20. und 30. Lebensmonat vervollständigen dann die hintersten Backenzähne das Milchgebiss; Ihr Kind hat dann 20 Zähne.

> **Typische Zeichen**
> - das Baby schreit mehr als sonst
> - starker Speichelfluss
> - ein Fäustchen wird zum Beißen in den Mund gesteckt
> - manchmal rote Wangen

*Wie Sie die Zähne Ihres Kindes von Anfang an richtig pflegen, lesen Sie auf Seite 81.*

Das Baby ist während der Zeit des Zahnens unruhiger als sonst, greift sich immer wieder in den Mund und hat einen vermehrten Speichelfluss. Besonders auffällig ist sein Bedürfnis, auf allem, was hart und fest ist, herumzukauen. Häufig ist vor dem Zahndurchtritt das Zahnfleisch an der betreffenden Stelle gerötet und geschwollen. Manchmal verfärbt es sich auch bläulich, da durch die Beschädigung kleinster Blutgefäße Blutergüsse entstehen.

Bei den meisten Babys schmerzen die Kieferbögen, wenn die Zähne durchtreten. Darüber hinaus bereitet das Zahnen jedoch keine größeren Probleme. Manche Kinder bekommen allerdings während dieser Zeit regelmäßig einen wunden Po (> Seite 43) oder sind anfälliger für Infekte.

## Ärztliche Behandlung

Das Zahnen ist keine Erkrankung, sondern gehört zur ganz normalen körperlichen Entwicklung Ihres Babys. Wenn es keine größeren Beschwerden hat, brauchen Sie daher keinen Arzt aufzusuchen.

## Was Sie selbst tun können

- Geben Sie Ihrem Baby einen mit Flüssigkeit gefüllten Beißring, den es gut halten und auf dem es herumkauen kann. Legen Sie den Beißring einige Zeit in den Kühlschrank, bevor Sie ihn dem Baby anbieten – die Kälte ist zusätzlich wohltuend.
- In Apotheken und Drogeriemärkten gibt es schmerzlindernde Salben und Gels zum Auftragen auf die Kieferbögen. Allerdings helfen sie nicht lange, da das Baby sie meistens schnell ableckt.

# Zahnen

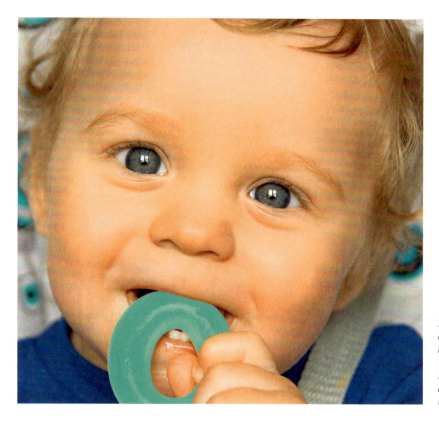

*Ein Beißring ist oft die erste Wahl. Das Baby kann ihn gut greifen. Und wenn er auf den Boden fällt, kann er abgewaschen werden und ist somit hygienisch.*

- Wenn die Zahnungsschmerzen nachts allzu stark werden, können Sie Ihrem Kind unbesorgt auch einmal ein vom Arzt empfohlenes Schmerzzäpfchen geben.
- Veilchenwurzeln, ein traditionelles Zahnungsmittel, sind sehr unhygienisch. Sie sollten sie daher nicht verwenden.

**ACHTUNG** Über die Begleiterscheinungen des Zahnens wird immer wieder Dramatisches berichtet. Starke Entzündungen, »Zahnfieber«, »Zahnkrämpfe« und andere Beschwerden werden damit in Zusammenhang gebracht. Doch ist das Zahnen nicht immer der Grund des Übels. Viel eher verbirgt sich hinter Krankheitszeichen oder heftigem Unwohlsein in der Zeit des Zahnens meist einfach ein Infekt. Deswegen sollten Sie im Zweifelsfall mit Ihrem Kind zum Arzt gehen und die Ursache klären lassen.

# Erbrechen und Durchfall

In den ersten Lebensmonaten geben Babys sehr häufig kleinere Portionen ihrer Milchmahlzeiten wieder von sich. Der Grund dafür ist, dass der Muskel zwischen Speiseröhre und Magen noch relativ schwach ausgebildet ist, sodass die Milch leicht wieder in die Speiseröhre und den Mund zurückfließen kann – insbesondere dann, wenn das Baby gleich nach der Mahlzeit hingelegt wird. Das ist eine völlig harmlose Erscheinung, bei der es dem Kind bestens geht. Nimmt Ihr Baby gut zu, besteht kein Grund zur Beunruhigung.

Gestillte Babys haben einen weichen, gelblichen, süßlich riechenden Stuhl, teilweise bis zu zehn Mal pro Tag. Mit Flaschenmilch ernährte Säuglinge haben im Allgemeinen einen festeren Stuhl. Durchfall beim Baby erkennt man daran, dass der Stuhl schlecht riecht und weich bis flüssig ist. Er kann

## Mein Baby erbricht sich und/oder hat Durchfall

| Erbrechen | Durchfall | Verstopfung | Fieber | Gedeihstörungen | Besonderheiten | |
|---|---|---|---|---|---|---|
| ja | ja | nein | möglich | meist geringe Gewichtsabnahme | bei starkem Flüssigkeitsverlust Teilnahmslosigkeit und Apathie | **Magen-Darm-Infektion** > Seite 29 |
| schwallartiges Erbrechen kurze Zeit nach den Mahlzeiten | nein | seltener Stuhlgang | nein | ja | Baby ist ständig hungrig | **Magenpförtnerverengung** > Seite 30 |
| immer nachdem das Baby ein bestimmtes Nahrungsmittel gegessen hat | immer nachdem das Baby ein bestimmtes Nahrungsmittel gegessen hat | nein | nein | ja, falls das betreffende Nahrungsmittel über längere Zeit gegeben wird | Ausschlag und Bauchschmerzen möglich; eventuell Blut im Stuhl | **Nahrungsmittelunverträglichkeit** > Seite 114 |
| nein | große Mengen breiiger, schlecht riechender Stuhl, sobald Brot oder Getreidebrei zugefüttert wird | nein | nein | ja | Appetitlosigkeit, Reizbarkeit, Blässe; aufgetriebener Bauch und auffallend dünne Arme und Beine möglich | **Zöliakie** > Seite 116 |

# Erbrechen und Durchfall

dabei entfärbt oder grünlich sein. Beachten Sie aber, dass Babys, die mit (hypoallergener) »HA-Nahrung« gefüttert werden, immer einen grüngräulichen Stuhlgang haben.

Erbricht Ihr Baby, hat es Durchfall und vielleicht auch Fieber, liegt höchstwahrscheinlich eine Magen-Darm-Infektion vor (> Seite 29), die in der Regel eine Woche dauert. Erbricht Ihr Kind jede Mahlzeit sofort explosionsartig wieder, nimmt schlecht zu und hat ständig Hunger, kann eine Magenpförtnerverengung (> Seite 30) bestehen, die mit einer kleineren Operation behoben werden muss.

Wenn Ihr Kind sich erbricht oder Durchfall hat, sollten Sie auf jeden Fall zum Arzt gehen, damit die Ursache geklärt wird. Außerdem besteht schnell die Gefahr, dass es durch wiederholtes Erbrechen oder Durchfall zu viel Flüssigkeit und Mineralstoffe verliert (> Seite 29); ärztlicher Rat ist auch für diesen Fall erforderlich.

## Mein Baby erbricht sich und/oder hat Durchfall

| Erbrechen | Durchfall | Verstopfung | Fieber | Gedeihstörungen | Besonderheiten | |
|---|---|---|---|---|---|---|
| starkes Erbrechen | nein | ja | möglich | nein | Apathie, Blässe, kalter Schweiß, aufgetriebener, harter Bauch; das Baby krümmt sich unter den in Abständen auftretenden Schmerzen | **Darmverschluss** > Seite 119 |
| nein | ständig große Mengen übel riechender, fett glänzender Stuhl; meist erstmals auftretend, wenn das Baby keine Muttermilch mehr bekommt | nein | nein | ja | häufige, schwere Atemwegsinfekte, chronischer Husten | **Mukoviszidose;** gehen Sie bei Verdacht sofort zum Arzt > Seite 180 |
| bei Hustenanfällen möglich, häufig mit beigemengtem Schleim | nein | nein | möglich | möglich, wenn Hustenanfälle häufiger auftreten | nein | **Husten/ Bronchitis/ Lungenentzündung/ Keuchhusten** > Seite 96–107 |

KRANKHEITEN DES BABYS

# Blähungen und Koliken

Babys leiden in den ersten drei bis vier Lebensmonaten sehr häufig unter Blähungen, die zu starken Bauchschmerzen führen – den Dreimonatskoliken. Jungen sind häufiger betroffen als Mädchen. Zu den Ursachen gehören ein noch unreifes Darmsystem, Schlucken von Luft beim Trinken oder – seltener – blähende Nahrungsmittel, die die stillende Mutter gegessen hat.

**Typische Zeichen**
- Schreien in den späten Nachmittags- oder Abendstunden
- geblähter Bauch, hörbare Blähungen, angezogene Beinchen

Häufig treten die Beschwerden am späten Nachmittag oder am Abend auf, wenn die Übermüdung immer noch mehr zunimmt. Das Baby schreit auf einmal untröstlich, doch plötzlich ist der Spuk wieder vorbei. Dies wiederholt sich manchmal tagtäglich. Beruhigend ist jedoch, dass die Blähungen nach drei bis vier Monaten nachlassen.

*Viele Kliniken bieten sogenannte Schreiambulanzen an, in denen Eltern und ihren »Schreibabys« geholfen wird. Entsprechende Adressen erfahren Sie bei Ihrem Kinderarzt.*

## Ärztliche Behandlung

Gehen Sie auf jeden Fall zum Arzt, damit er klärt, ob es sich wirklich um die harmlosen Dreimonatskoliken handelt.

## Was Sie selbst tun können

- Massieren Sie sanft den Bauch Ihres Babys, indem Sie mit der flachen Hand im Uhrzeigersinn um den Nabel kreisen.
- Legen Sie Ihr Baby mit der Bauchseite auf Ihren Unterarm. Stützen Sie es mit der anderen Hand und tragen Sie es etwas herum.

**TIPP** Einen halben Teelöffel Fenchelsamen und einen viertel Teelöffel Kümmelsamen mit einem halben Liter kochendem Wasser übergießen, zehn Minuten ziehen lassen, abseihen und jeweils einen Esslöffel davon der Milchflasche zugeben.

**VORBEUGEN**

- Wenn Sie Ihr Baby stillen, achten Sie darauf, keine blähenden Nahrungsmittel zu essen. Verzichten Sie auch auf Kaffee.
- Wenn Ihr Kind die Flasche bekommt, lassen Sie sie nach der Zubereitung kurz stehen, damit sich der Schaum auf der Flüssigkeit auflöst – dann gelangt keine zusätzliche Luft in den Babybauch.

# Magen-Darm-Infektion

Diese Infektionen werden meist von Viren, seltener von Bakterien ausgelöst. Das Baby entleert seinen Stuhl häufiger als normal, er riecht schlecht und ist breiig bis wässrig. Vor dem Durchfall kann Erbrechen auftreten, das ein bis zwei Tage lang anhält. Der Durchfall dauert im Allgemeinen etwa eine Woche.

> **Krankheitszeichen**
> - Erbrechen und Durchfall, Fieber
> - bei starkem Flüssigkeitsverlust Teilnahmslosigkeit und auffällige Müdigkeit

Eine Magen-Darm-Infektion sollten Sie nicht auf die leichte Schulter nehmen, denn Flüssigkeits- und Mineralstoffverluste, die durch Erbrechen und Durchfall verursacht (und durch Fieber verstärkt) werden, können für ein Baby schnell lebensbedrohlich werden. In erster Linie ist es also wichtig, dass Ihr Kind möglichst viel Flüssigkeit zu sich nimmt. Gehen Sie auf jeden Fall mit Ihrem Kind zum Arzt.

## Ärztliche Behandlung

Der Arzt kann Tees mit Elektrolyten und Lactobacillen (für eine schnellere Erholung der Darmschleimhaut) verordnen. Bei erheblichem Flüssigkeitsverlust überweist er das Baby eventuell in die Klinik, damit es dort gleichmäßig mit einer Infusionslösung versorgt wird.

## Was Sie selbst tun können

- Wenn Sie Ihr Kind mit Flaschennahrung füttern, bieten Sie ihm die ersten vier bis sechs Stunden nur Tees mit Elektrolyten an. Elektrolyte erhalten Sie in Pulverform in der Apotheke. Fragen Sie Ihren Arzt oder Apotheker nach seinen Empfehlungen.
- Hat Ihr Kind den Tee mit Elektrolyten gut vertragen, geben Sie ihm wieder seine normale Fertigmilch in unverdünnter Form.
- Wenn Ihr Baby bereits Beikost erhält, können Sie ihm zerdrückte Banane oder geriebenen Apfel geben, falls es das gut verträgt, auch gekochte Kartoffeln und gekochte Karotten.
- Wenn Sie Ihr Kind stillen, können Sie es wie gewohnt anlegen und dazu parallel die Elektrolytlösung verabreichen. Muttermilch ist für den entzündeten Babydarm gut verträglich.

*Muttermilch ist bei einer Magen-Darm-Infektion die beste Medizin. Sie enthält wichtige Immunstoffe und fördert die Darmregulation.*

KRANKHEITEN DES BABYS

# Magenpförtnerverengung

Als Magenpförtner wird der Ringmuskel am Ausgang des Magens bezeichnet. Dieser Muskel kann stark verdickt sein, sodass die Nahrung nur schwer oder gar nicht mehr vom Magen in den Dünndarm passieren kann.
Die genaue Ursache für die Erkrankung, die bei Jungen wesentlich häufiger als bei Mädchen vorkommt, ist nicht bekannt. Oft tritt die Magenpförtnerverengung familiär gehäuft auf.

> Auch eine Magen-Darm-Infektion (> Seite 29) oder Husten (> Seite 27) können zu schwallartigem Erbrechen führen. Lassen Sie auf jeden Fall vom Arzt abklären, warum Ihr Baby sich erbricht.

### Krankheitszeichen
- schwallartiges Erbrechen, oft bereits kurz nach den Mahlzeiten
- ständiger Hunger
- Gedeihstörungen
- unglücklicher, gequälter Gesichtsausdruck

Meistens zeigen sich die Symptome in der zweiten bis sechsten Lebenswoche. Das Baby erbricht oft bereits kurz nach den Mahlzeiten plötzlich schwallartig, hat aber gleich danach wieder Hunger. Nachdem es getrunken hat, kann man manchmal im Oberbauch die vermehrte Bewegung des Magens als wandernden Wulst von links nach rechts beobachten. Das Baby hat selten Stuhlgang und wenig Urin in der Windel. Es verliert rasch an Gewicht und hat ständig einen unglücklichen, gequälten Gesichtsausdruck.

## Ärztliche Behandlung

Gehen Sie mit Ihrem Baby auf jeden Fall zum Arzt, wenn es erbricht. Um die Diagnose stellen zu können, wird er das Kind beobachten, während Sie es füttern, er wird den Bauch abtasten und nach einer Schwellung am Magenausgang suchen. Außerdem wird er eine Ultraschalluntersuchung durchführen.
Liegt eine Magenpförtnerverengung vor, ist eine kleinere Operation im Krankenhaus nötig. Manchmal kann das Kind bereits am darauf folgenden Tag schon wieder nach Hause. Nach der Operation darf die Nahrungsmenge erst allmählich wieder gesteigert werden; der Arzt wird Ihnen genau sagen, wie viel Sie füttern können. Nach zwei bis drei Wochen ist Ihr Baby in der Regel wieder gesund. Die Erkrankung tritt später nicht wieder auf und hinterlässt auch keine Folgeschäden.

## Was Sie selbst tun können

Selbsthilfe ist bei der Magenpförtnerverengung nicht möglich.

# Nabelprobleme

Gleich nach der Geburt wird die Nabelschnur des Babys abgeklemmt und durchtrennt. Der zurückbleibende Stumpf fällt innerhalb der ersten zwei Lebenswochen ab. Reinigen Sie diesen Rest der Nabelschnur täglich einmal mit lauwarmem Wasser und tupfen Sie ihn mit einer Mullkompresse oder einer sauberen Mullwindel sorgfältig trocken.

> **ACHTUNG** Verschließen Sie die Windel unterhalb des Nabelstumpfes, damit weder Urin noch Stuhl dorthin gelangen können. Damit verringern Sie die Gefahr einer Infektion.

## Wenn der Nabel blutet

Nachdem der Rest der Nabelschnur abgefallen ist, blutet der Nabel in den ersten Lebenswochen häufig noch etwas nach. Um abklären zu lassen, ob es sich tatsächlich um eine ungefährliche Nabelblutung und nichts anderes handelt, sollten Sie zum Arzt gehen. Säubern Sie den Nabel vorsichtig mit einem Wattestäbchen, das Sie in 70-prozentigem Alkohol (aus der Apotheke) tränken. Decken Sie den Nabel mit einem sterilen Tupfer ab und fixieren Sie diesen mit einem hautfreundlichen Pflaster.

## Wenn der Nabel rot ist oder nässt

Eine Rötung oder gelblich schmierige Absonderungen weisen darauf hin, dass der Nabel sich entzündet hat. Gehen Sie zum Arzt; er verordnet desinfizierende oder auch antibiotische Puder oder Salben.

## Wenn das Nabelgewebe wuchert

Eine länger andauernde Entzündung kann die Ursache dafür sein, dass aus dem Nabel kleine rosarote Knötchen herauswachsen. Diese Gewebewucherungen (Nabelgranulome) müssen vom Arzt behandelt werden.

## Wenn der Nabel sich vorwölbt

Wenn sich die Durchtrittsstelle der Nabelschnur durch die Bauchwand nur langsam oder nicht vollständig schließt, können sich dort das Bauchfell und dahinter liegende Organe »herausstülpen«, und es kommt zum Nabelbruch. Gehen Sie mit Ihrem Baby auf jeden Fall zum Arzt. Kleinere Nabelbrüche verschwinden meistens in den ersten Lebensjahren von allein wieder, größere Nabelbrüche müssen manchmal operiert werden.

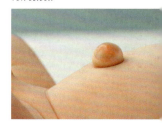

*Beim Pressen, Strampeln oder Schreien drückt sich bei vielen Babys der Nabel nach außen, und es kommt zum Nabelbruch. Dieser verschwindet meist noch im Kleinkindalter von selbst.*

# Leistenbruch

An Schwachstellen oder Lücken der Bauchdecke können Bauchorgane oder Teile davon aus dem Bauchraum herausgedrückt werden; man spricht dann von einem Bruch (auch Hernie genannt). Beim Leistenbruch drängen sich Darmschlingen oder – seltener – Bauchorgane in den Leistenkanal hinein. Am häufigsten kommt dieser Bruch bei Jungen im ersten Lebensjahr vor. Er kann an einer Leiste, aber auch an beiden Leisten auftreten.

> **Krankheitszeichen**
> - Schwellung in der Leistengegend
> - bei eingeklemmtem Leistenbruch starke Schmerzen (Schreien)
> - Erbrechen und Apathie

*Typische Stellen für einen Bruch sind die Leisten, der Nabel und der Bereich des Zwerchfells.*

Die Schwellung im Bereich der Leiste können Sie gut sehen und fühlen, manchmal jedoch nur zeitweilig, wenn Ihr Kind hustet, niest, schreit oder presst. Wenn in der Leistenregion eine Bauchwandschwäche besteht, können sich Darmschlingen oder Bauchorgane in einem Gewebe»sack« (Bruchsack) unter der Haut nach außen stülpen. Dieser gesamte Bruch kann im Leistenkanal nach unten gleiten. Dann kann bei Jungen im Hodensack und bei Mädchen in den Schamlippen eine Schwellung entstehen. Normalerweise verursacht ein Leistenbruch keine Schmerzen und schränkt Ihr Kind nicht weiter ein. Wird jedoch der Inhalt des Bruchsacks eingeklemmt, treten starke Schmerzen, Erbrechen und Apathie auf. Es kann zu einem Darmverschluss kommen (> Seite 119), der eine sofortige Operation nötig macht.

## Ärztliche Behandlung

Ein Leistenbruch muss generell operiert werden, da sonst die Gefahr besteht, dass der Bruchinhalt eingeklemmt wird. Der Eingriff ist aber harmlos und kann normalerweise in Ruhe geplant werden. Suchen Sie auf jeden Fall den Arzt auf, wenn Sie bei Ihrem Baby einen Leistenbruch vermuten, und besprechen Sie das weitere Vorgehen mit ihm.

## Was Sie selbst tun können

Selbsthilfe ist beim Leistenbruch nicht möglich. – Hat Ihr Kind plötzlich starke Schmerzen, muss es sofort zum Arzt, da sich der Inhalt des Bruchsacks eingeklemmt haben könnte. Dann muss schnellstens eine Operation vorgenommen werden.

# Hodenwasserbruch

Wenn der Hodensack ein- oder beidseitig schmerzlos vergrößert ist, handelt es sich meistens um eine nicht entzündliche Ansammlung von Gewebsflüssigkeit (Hodenwasserbruch oder Hydrozele).

> Meistens bildet sich ein Hodenwasserbruch in den ersten Lebensmonaten von selbst wieder zurück.

### Krankheitszeichen
- ein- oder beidseitige schmerzlose Schwellung des Hodensacks

## Ärztliche Behandlung
Gehen Sie zum Arzt, damit er die Diagnose stellen und entscheiden kann, ob eine Operation erforderlich ist.

## Was Sie selbst tun können
Binden Sie den Hodensack mit einer Mullwindel hoch. So kann die Flüssigkeit leichter wieder vom Gewebe aufgenommen werden.

# Hodenstieldrehung

Bei dieser Erkrankung kommt es durch eine Verdrehung des Samenstrangs zu einem plötzlichen »Abbinden« der Nerven und Blutgefäße des Hodens.

> Die Hodenstieldrehung (Hodentorsion) tritt vor allem im Alter unter zwei Jahren und in der Vorpubertät auf.

### Krankheitszeichen
- plötzliches Schreien infolge heftiger Schmerzen
- Schwellung und rötliche Verfärbung des Hodensacks

Möglicherweise erbricht sich der Junge, erleidet sogar einen Kreislaufschock (> Seite 151) und ist äußerst berührungsempfindlich. Die betroffene Hodensackseite ist vergrößert und kann rötlich oder bläulich verfärbt sein.

## Ärztliche Behandlung
Rufen Sie sofort den Notarzt. Das Kind muss schnellstens operiert werden, damit der Hoden nicht für immer geschädigt wird.

## Was Sie selbst tun können
Selbsthilfe ist bei der Hodenstieldrehung nicht möglich.

# Hüftdysplasie

Unter einer Hüftdysplasie beim Baby versteht man eine spezielle Reifungsstörung eines oder beider Hüftgelenke: Die Gelenkpfanne ist bei der Geburt noch nicht vollständig ausgebildet, also zu flach, sodass der Kopf des Oberschenkelknochens eventuell aus dem Gelenk herausrutschen kann.

### Krankheitszeichen
- unsymmetrische Hautfalten an Po und Oberschenkeln
- ein Bein erscheint kürzer als das andere
- Schwierigkeiten beim seitlichen Abspreizen der Beine

Die Hüftdysplasie kommt bei Mädchen häufiger vor als bei Jungen. Wenn sie nicht behandelt wird, können daraus in späteren Lebensjahren schwerste Hüfterkrankungen entstehen.

## Ärztliche Behandlung

Seit einiger Zeit gehören Ultraschallkontrollen auf Reifungsstörungen der Hüfte in den ersten Lebenstagen sowie in den nachfolgenden Monaten zu den medizinischen Routineuntersuchungen. Eine Hüftdysplasie kann daher bereits früh erkannt und therapiert werden.

Geringe Fehlstellungen regulieren sich in den ersten Lebenswochen oft von selbst. Häufig genügt es in leichten Fällen auch, über die normale Windel von vorn nach hinten ein gefaltetes Moltontuch zu legen und festzubinden, sodass die Beine etwas gespreizt werden. Andernfalls muss Ihr Baby eine Spreizhose tragen, damit der Oberschenkelkopf über eine längere Zeit in einer Position gehalten wird, die die Ausbildung der Gelenkpfanne fördert. Meist genügen dazu vier bis sechs Wochen; wichtig ist allerdings, dass die Spreizhose wirklich ständig angelegt wird. Keine Sorge: Sie tut nicht weh, und Ihr Baby kann genauso wie sonst strampeln.

Ist der Gelenkkopf bereits aus der Gelenkpfanne herausgerutscht (Hüftluxation), ist eine spezielle Behandlung in der Klinik nötig. Anschließend muss Ihr Baby noch einige Zeit einen Gips tragen.

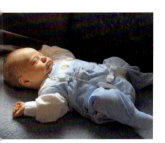

*Häufig bildet sich die Gelenkpfanne der Hüfte normal aus, wenn Ihr Kind einige Wochen lang eine Spreizhose trägt.*

## Was Sie selbst tun können

Achten Sie von Anfang an sehr genau auf die Beweglichkeit und die Haltung der Beine Ihres Kindes – ganz besonders dann, wenn in Ihrer Familie Fehlbildungen der Hüfte bekannt sind. Nutzen Sie die empfohlenen Vorsorgeuntersuchungen (> Seite 168/169) zur Erkennung einer Hüftdysplasie.

# Fehlstellung des Fußes (Klumpfuß)

Für den Klumpfuß, eine angeborene Fehlstellung des Fußes, kommen eine Reihe verschiedener Ursachen in Frage. Unter anderem kann er durch eine Fehllagerung des Kindes oder durch Fruchtwassermangel im Mutterleib hervorgerufen werden. Sohle samt Ferse und der Vorfuß sind auf typische Weise abgeknickt, zur Innenseite »gerollt« und nach unten gekrümmt. Jungen werden doppelt so oft mit einem Klumpfuß geboren wie Mädchen.

### Krankheitszeichen
- nach innen und unten gedrehter Fuß

## Ärztliche Behandlung

In der Regel wird ein Klumpfuß gleich in der Geburtsklinik oder bei der ersten Vorsorgeuntersuchung vom Arzt entdeckt. Die Behandlung sollte so früh wie möglich beginnen, da Fußskelett und Bänder in den ersten Lebensmonaten des Kindes noch gut formbar sind. Fast immer kann die Fehlstellung mit krankengymnastischen Übungen innerhalb einiger Wochen korrigiert werden. In schwereren Fällen wird für eine gewisse Zeit ein Gips angelegt, oder die Fußstellung wird mit Hilfe einer Operation korrigiert.

## Was Sie selbst tun können

Zur medizinischen Behandlung können Sie mehrmals täglich mit dem Finger über den äußeren Fußsohlenrand Ihres Babys streichen. Dadurch bewegt es den Fuß nach außen, was der Klumpfußhaltung entgegenwirkt.

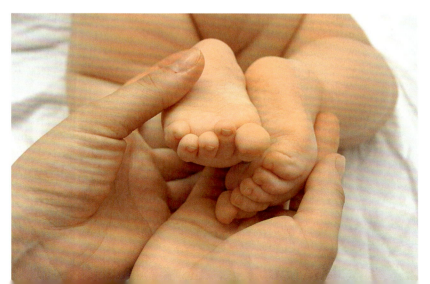

*Eine Krankengymnastin kann Ihnen zeigen, wie Sie die Füße Ihres Babys massieren. Der Reflex des Kindes wirkt der Fehlstellung entgegen.*

## KRANKHEITEN DES BABYS

### Mein Baby hat einen Ausschlag

| Stelle des Ausschlags | Aussehen des Ausschlags | Fieber | Juckreiz | Ansteckung | Besonderheiten | |
|---|---|---|---|---|---|---|
| im Gesicht, besonders auf den Wangen, bis zu den Schultern möglich | meist weiße, manchmal auch gerötete und eitrige Pickelchen | nein | nein | nein | heilt nach etwa drei Monaten von selbst wieder ab | **Neugeborenen-Akne** > Seite 41 |
| auf dem Kopf, selten auch unter den Achseln und an den Leisten | fettig glänzende, fest haftende, gelbe bis gelbbraune Schuppen | nein | selten | nein | tritt in den ersten Lebenswochen auf | **Kopfgneis** > Seite 41 |
| auf dem Kopf, im Gesicht, manchmal auch am Hals, an Armen und Beinen | gerötete, teils nässende Knötchen; gelbbraune, schuppige Krusten | nein | stark | nein | tritt meistens vom dritten Lebensmonat an auf | **Milchschorf (Säuglingsekzem)** > Seite 41 |
| hauptsächlich im Bereich von Mund und Nase | Bläschen, teilweise zerplatzt, mit gelbbrauner Kruste | nein | möglich | ja | Ausschlag kann sich über den ganzen Körper ausbreiten | **Grind (Impetigo)** > Seite 137 |
| häufig im Gesicht, am Kopf, an Händen und Füßen | punktförmige oder längliche, teilweise gerötete Knötchen | nein | ja | ja | durch Kratzen offene Stellen und Krustenbildung möglich | **Krätze** > Seite 138 |
| im Windelbereich | Rötungen, Pusteln, teils eitrige Pickel, offene oder schuppende Stellen möglich | nein | nein | nein | nein | **wunder Po (Windeldermatitis)** > Seite 43 |
| hauptsächlich am Rumpf, manchmal auch an Armen und Beinen | kleine, rote Flecken | vor dem Ausschlag drei Tage lang hohes Fieber, dann fieberfrei | selten | ja | anschließend oft appetitlos und sehr unruhig | **Dreitagefieber** > Seite 61 |

# Hautausschläge im Babyalter

## Mein Baby hat einen Ausschlag

| Stelle des Ausschlags | Aussehen des Ausschlags | Fieber | Juckreiz | Ansteckung | Besonderheiten | |
|---|---|---|---|---|---|---|
| unregelmäßig verteilt | Ausschlag ähnelt dem bei Masern oder Röteln | möglich | nein | nein | Ausschlag tritt acht bis zehn Tage nach der Kombinationsimpfung gegen Masern, Mumps und Röteln auf | **Impfausschlag** > Seite 42 |
| häufig an Bauch, Rücken, Brust beginnend, später am ganzen Körper; auch am Kopf und im Mund | zunächst rote Punkte, dann mit Flüssigkeit gefüllte Bläschen, die aufplatzen, nässen und verkrusten | meist mäßig hohes Fieber | ja | ja | Ausschlag tritt schubweise auf | **Windpocken** > Seite 54 |
| vor allem im Gesicht, am Hals, hinter den Ohren, an den Augenlidern | gerötete, nässende Hautstellen, teilweise verkrustend | nein | stark | nein | Ausschlag tritt schubweise auf; Kratzspuren | **Neurodermitis (atopisches Ekzem)** > Seite 132 |
| überall möglich | sehr unterschiedlich; beispielsweise rote Punkte, Quaddeln, schuppende rötliche Hautbereiche möglich | nein | häufig | nein | Auslöser sind beispielsweise bestimmte Lebensmittel, Tierhaare, Staub, Waschsubstanzen, Metalle oder Arzneimittel | **Allergischer Ausschlag** > Seite 130 |
| überall möglich | einzelne rötliche Knötchen, meist von einer Schwellung umgeben | nur bei einer allergischen Reaktion | möglich | nein | bei allergischer Reaktion Rötungen, Quaddeln, Schwellungen, Fließschnupfen, Erbrechen, Atemnot, Kreislaufkollaps möglich | **Insektenstich** > Seite 140 |

# Hautausschläge im Babyalter

**Ausführliche Informationen zu den klassischen Kinderkrankheiten, die mit einem Hautausschlag einhergehen, finden Sie auf den Seiten 49 bis 61.**

Babys bekommen oft Hautausschläge – im Gesicht, auf dem Kopf oder am gesamten Körper. Die häufigsten Ausschläge werden in den Diagnosetabellen auf den Seiten 36/37 beschrieben. Ausführliche Informationen über die Neugeborenen-Gelbsucht und angeborene Hautmale wie den »Storchenbiss« können Sie auf den folgenden beiden Seiten finden.

## Das bekommt fast jedes Baby

In den ersten Lebenswochen und -monaten zeigt die Haut vieler Kinder insbesondere im Gesicht kleine, meist weiße, manchmal auch gerötete und eitrige Pickelchen (> Neugeborenen-Akne, Seite 41), die kein Grund zur Besorgnis sind. Sie entstehen, weil sich die Haut erst langsam an die neue Umgebung außerhalb des Mutterleibs gewöhnen muss. Außerdem können auch mütterliche Hormone im Blut des Babys auf den Hautstoffwechsel einwirken. Normalerweise bildet sich dieser Ausschlag innerhalb der ersten Lebensmonate von allein zurück. Auch die gelblichen Schuppen des Kopfgneis (> Seite 41) verschwinden bald wieder.

Ebenso häufig ist der wunde Po (> Windeldermatitis, Seite 43). Es gibt wenige Babys, die während des ersten Lebensjahres nicht mindestens einmal Windeldermatitis haben, auf der sich oft auch Pilze ansiedeln (Windelsoor). Diese Erkrankungen sind harmlos, wenn man die angegriffene Haut sofort und richtig behandelt. Dabei ist es besonders wichtig, die Windeln häufig zu wechseln, damit der Po möglichst wenig mit Urin und Stuhl in Berührung kommt. Lassen Sie Ihr Baby zwischendurch mit nacktem Po strampeln.

## Allergien und Infekte

Tritt bei Ihrem Baby plötzlich in einem bestimmten Hautbereich oder am ganzen Körper ein Ausschlag auf, kann es sich um eine allergische Reaktion (> Seite 130/131) handeln, zum Beispiel auf ein bestimmtes Nahrungsmittel, Tierhaare, ein Metall, ein Waschmittel oder eine Creme. Auch die frühe Form der Neurodermitis, der Milchschorf (> Seite 41), kann sich ungefähr vom dritten Lebensmonat an zeigen. Gingen dem Ausschlag drei Tage mit hohem Fieber voraus, hat Ihr Kind vermutlich das Dreitagefieber (> Seite 61). Auch viele andere Virusinfekte können einen flüchtigen, uncharakteristischen Ausschlag als Begleiterscheinung zeigen.

Als Folge der Kombinationsimpfung gegen Masern, Mumps, Röteln und Windpocken kann ebenfalls ein leichter Ausschlag auftreten (> Seite 42). Um zu klären, was genau Ihr Baby hat, sollten Sie mit ihm zur Sicherheit immer den Arzt aufsuchen.

# Neugeborenen-Gelbsucht

Bei etwa zwei Dritteln aller gesunden Neugeborenen tritt am zweiten bis vierten Lebenstag eine deutliche gelbliche Verfärbung von Haut und Augen auf. Normalerweise verschwindet sie innerhalb einer Woche von selbst wieder. Ursache für die Gelbsucht: Die roten Blutkörperchen, die bei der Geburt übermäßig vorhanden sind, können von der Leber nur langsam »entsorgt« werden. Deshalb kommt es im Blut und auch im Hautgewebe zu einer Anhäufung von abgebautem roten Blutfarbstoff, der die Haut gelblich verfärbt, bevor er von der Leber verarbeitet werden kann.

## Ärztliche Behandlung

Gehen Sie auf jeden Fall zum Arzt, wenn Ihr Baby eine gelbliche Hautfarbe hat. Nur er kann beurteilen, ob es sich um die harmlose Neugeborenen-Gelbsucht oder um eine andere Erkrankung handelt. Außerdem wird er entscheiden, ob eine spezielle Lichtbehandlung oder in seltenen, schweren Fällen ein Blutaustausch notwendig ist.

## Was Sie selbst tun können

Stellen Sie das Bettchen Ihres Kindes ans Fenster, da Tageslicht den vollständigen Abbau der roten Blutkörperchen beschleunigt. Ihr Kind darf allerdings nicht in der prallen Sonne liegen!

# Hautmale bei Neugeborenen

Hauterscheinungen bereits bei der Geburt oder in den ersten Lebenswochen sind keine Seltenheit. Sie sind jedoch fast immer harmlos. Um dennoch sicherzugehen, sollten Sie Ihr Kind aber auf jeden Fall vom Arzt untersuchen lassen.

## Feuermale (»Storchenbiss«)

Durch Erweiterung von Blutgefäßen entstehen hell- bis dunkelrote Hautflecken – meistens im Nacken, an der Stirn oder an den Augenlidern. Die Hälfte aller Neugeborenen hat mindestens eines dieser Feuermale, die im Volksmund auch Storchenbiss genannt werden. Wenn sie sich an den Augenlidern oder an der Stirn befinden, sind sie meist bis zum sechsten Lebensjahr verschwunden. Feuermale im Nacken verblassen, wenn die Haut dicker wird, bleiben aber meist lebenslang sichtbar. Eine Behandlung ist in keinem Fall notwendig.

*Angeborene Feuermale sind harmlos und vergrößern sich nicht.*

# KRANKHEITEN DES BABYS

## Blutschwämmchen

Durch Fehlbildungen von Blutgefäßen in der Haut entstehen rote bis bläulich-violette, schwammartige Hautveränderungen, die gleich nach der Geburt oder in den ersten beiden Lebenswochen des Kindes auftreten. Blutschwämmchen können (>Abbildung) flach sein, aber auch geschwulstartige, erhabene Formen haben. Sie können an jeder Stelle der Haut oder der Schleimhaut auftreten. Insbesondere bei Frühgeborenen findet man sie häufig. Oft wachsen Blutschwämmchen innerhalb des ersten Lebensjahres noch. Bis zum sechsten, siebten Lebensjahr sind sie dann meist verschwunden. Sitzt das Blutschwämmchen im Gesicht, am Po, im Bereich der Geschlechtsorgane oder wächst es rasch, wird in der Regel eine Entfernung empfohlen. Als Verfahren bieten sich zum Beispiel eine Kältebehandlung (mit flüssigem Stickstoff), eine Lasertherapie oder auch eine Operation an. Je früher behandelt wird, desto besser ist das kosmetische Ergebnis.

## Mongolenfleck

Vor allem dunkelhäutige Neugeborene, aber auch zehn Prozent der hellhäutigen Babys haben einen sogenannten Mongolenfleck. Diese blaugraue Hautverfärbung tritt häufig am Po oder über dem Kreuzbein auf, aber auch am Oberschenkel oder an den Schultern. Manchmal sind auch größere Hautflächen verfärbt. Ein Mongolenfleck entsteht durch Ansammlungen von Pigmentzellen, die Melanin bilden, den Farbstoff der Haut. Mongolenflecken sind harmlos und verschwinden fast immer bis zum siebten Lebensjahr von selbst wieder.

## Milchkaffeeflecken

Sogenannte Milchkaffeeflecken sind drei bis fünf Millimeter große, häufig ovale, hellbraune Flecken, die ihrer Farbe wegen ihren Namen erhalten haben. Sie kommen bei Babys sehr häufig vor. Wenn Sie mehr als drei solcher Flecken auf der Haut Ihres Kindes entdecken, sollten Sie zum Arzt gehen, da in seltenen Fällen eine ernstere angeborene Krankheit dahinterstecken kann.

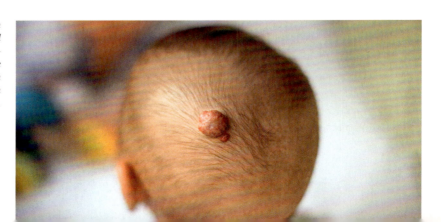

*Ein Blutschwämmchen am Kopf ist kein Grund zur Sorge. Eine eventuelle Blutung können Sie schnell stoppen, indem Sie ein sauberes Tuch aufdrücken.*

# Neugeborenen-Akne

Die kleinen, meist weißen, manchmal geröteten und eitrigen Pickel entstehen durch eine vermehrte Arbeit der Talgdrüsen. Diese Überproduktion wird vor allem durch Hormone hervorgerufen, die das Kind im Mutterleib aufgenommen hat.

*Drücken Sie die Pickel nicht aus, damit sie sich nicht entzünden.*

**Typische Zeichen**
- kleine Pickel, vor allem im Gesicht, zum Teil bis zu den Schultern reichend, meist weiß, eventuell auch rötlich und eitrig

Neugeborenen-Akne kann einige Wochen dauern und heilt dann von selbst ab. Bei Hauteiterungen kann der Arzt antibiotische Salben verordnen.

# Kopfgneis

Grund für die gelben bis gelbbraunen Schuppen, die einen dicken Belag auf dem Kopf bilden können, ist eine übermäßige Produktion der Talgdrüsen. Kopfgneis tritt in den ersten Lebenswochen auf; bis zum dritten oder vierten Lebensmonat normalisiert sich dann die Arbeit der Talgdrüsen.

**Typische Zeichen**
- fettig glänzende, fest haftende, gelbe bis gelbbraune Schuppen auf dem Kopf, selten juckend

Bei Gneis sollten Sie den Kopf Ihres Kindes mit einem milden Babyshampoo waschen. Ist die Schuppenschicht sehr dick und sitzt sehr fest, können Sie die Haut mit Babyöl einreiben und Ihrem Kind zur besseren Einwirkung für 15 bis 30 Minuten ein Plastikkopftuch (etwa von einer Kurpackung) umbinden und danach die Schuppen mit einer Babybürste vorsichtig lösen.

*In hartnäckigen Fällen kann der Arzt ein salizylsäurehaltiges Öl zur Behandlung verschreiben.*

# Milchschorf (Säuglingsekzem)

Milchschorf ist eine frühe Form der Neurodermitis (> Seite 132/133), die auch atopisches Ekzem oder atopische Dermatitis genannt wird. Als Ursachen nimmt man eine erbliche Veranlagung zur Überempfindlichkeit der

# KRANKHEITEN DES BABYS

Schleimhäute und der Haut (Atopie) sowie Störungen des Stoffwechsels und des Immunsystems an. Die Hautveränderungen erscheinen meist vom dritten Lebensmonat an. Sie beginnen in der Regel auf der Kopfhaut und im Gesicht (vor allem auf den Wangen), breiten sich manchmal auf den Hals oder die Arme und Beine aus. Wegen des starken Juckreizes kratzt sich das Baby die betroffenen Stellen auf. Dann können Bakterien eindringen, die eitrige Infektionen der Haut auslösen.

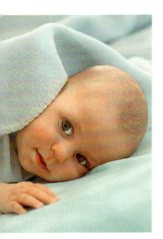

*Die gelbbraunen, feuchten und fest haftenden Schuppenkrusten treten meist im Bereich der großen Fontanelle auf.*

### Krankheitszeichen
- gerötete, teils nässende Knötchen
- gelbbraune, schuppige Krusten
- starker Juckreiz

Bei manchen Babys bessert sich das Ekzem innerhalb der ersten beiden Lebensjahre, bei anderen treten die typischen Hautveränderungen der Neurodermitis auf (> Seite 132). Über die vielfältigen Möglichkeiten zur Selbsthilfe und die Formen der ärztlichen Behandlung von Milchschorf und Neurodermitis informieren Sie sich bitte auf Seite 133.

**TIPP** Zwei Teelöffel Schwarztee mit einem Viertelliter kochendem Wasser übergießen, nach zehn Minuten abseihen und warten, bis der Tee lauwarm ist. Betupfen Sie den Kopf Ihres Kindes damit. Das vermindert die Talgproduktion.

# Impfausschlag

Wenn ein Baby mit etwa einem Jahr die Kombinationsimpfung gegen Masern, Mumps, Röteln und Windpocken erhält (> Seite 172), kann es zehn bis vierzehn Tage danach zu einem Hautausschlag kommen, der dem bei einer Masern-, Röteln- oder Windpockenerkrankung (> Seite 52/53, 54/55, 58/59) ähnelt, häufig aber viel schwächer ist. Auch Fieber kann auftreten. Die Symptome verschwinden nach wenigen Tagen von selbst wieder. Nach jeder Impfung kann es außerdem zu einer kurzzeitigen Rötung, Schwellung oder zu Juckreiz an der Einstichstelle kommen. Ihr Kind sollte sich aber möglichst nicht kratzen. Ein kühlendes Gel, das man beispielsweise auch bei Insektenstichen anwendet, hilft in diesem Fall.

# Wunder Po (Windeldermatitis)

Rötungen im Windelbereich sind bei Babys sehr häufig, denn durch den ständigen Kontakt mit Urin und Stuhl kann es schnell zu Reizungen und Entzündungen der empfindlichen Haut kommen. Außerdem finden im feuchtwarmen Raum unter den dicht abschließenden Windeln auch Pilze ein günstiges Klima. Wenn es zu einer Pilzbesiedelung kommt, spricht man von Windelsoor.

### Krankheitszeichen
- Hautrötungen, Pusteln und Pickel im Windelbereich
- offene oder schuppende Hautstellen

Manchmal bilden sich nur leichtere Hautrötungen. Bei einer stärkeren Entzündung können offene Hautstellen entstehen. Rote, teilweise schuppige Pusteln am Rand der Rötung deuten auf eine Pilzinfektion hin, die häufig im Mundbereich beginnt. Es zeigen sich dann auf der Mundschleimhaut weißliche, nicht abwischbare Beläge, Mundsoor genannt.

## Ärztliche Behandlung
Gehen Sie auf jeden Fall zum Arzt, denn er kann beurteilen, ob eine Pilz- oder eine bakterielle Infektion vorliegt und gegebenenfalls entsprechende Salben verordnen. Außerdem kann er den Po Ihres Babys mit einem violetten Farbstoff (Gentianaviolett) einpinseln, der desinfiziert und der Entzündung die Feuchtigkeit entzieht.

## Was Sie selbst tun können
- Wickeln Sie Ihr Baby häufiger als sonst, damit der Kontakt mit Urin und Stuhl möglichst kurz ist. Ein paar Tropfen Muttermilch auf den gereizten Po wirken oft Wunder.
- Nehmen Sie zum Reinigen der Haut nur Wasser, kein Öl, keine Öltücher oder andere Waschsubstanzen. Föhnen Sie den Po nach dem Waschen trocken. Aber Achtung: niedrigste Stufe einstellen und etwa 30 Zentimeter Abstand halten!
- Lassen Sie Ihr Baby möglichst oft mit nacktem Po strampeln. Und das nicht nur, wenn der Po wund ist, sondern bereits vorbeugend.
- Geben Sie Ihrem Baby viel zu trinken, vor allem Wasser oder Tees. Fruchtsäfte nur verdünnt, denn deren Fruchtsäuren können schnell einen wunden Po hervorrufen.

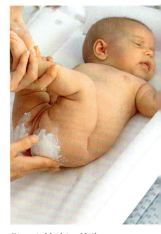

*Eine zinkhaltige Heilsalbe, eventuell mit Lebertranzusatz, beruhigt die Haut und lindert die Schmerzen des Babys.*

**VORBEUGEN**

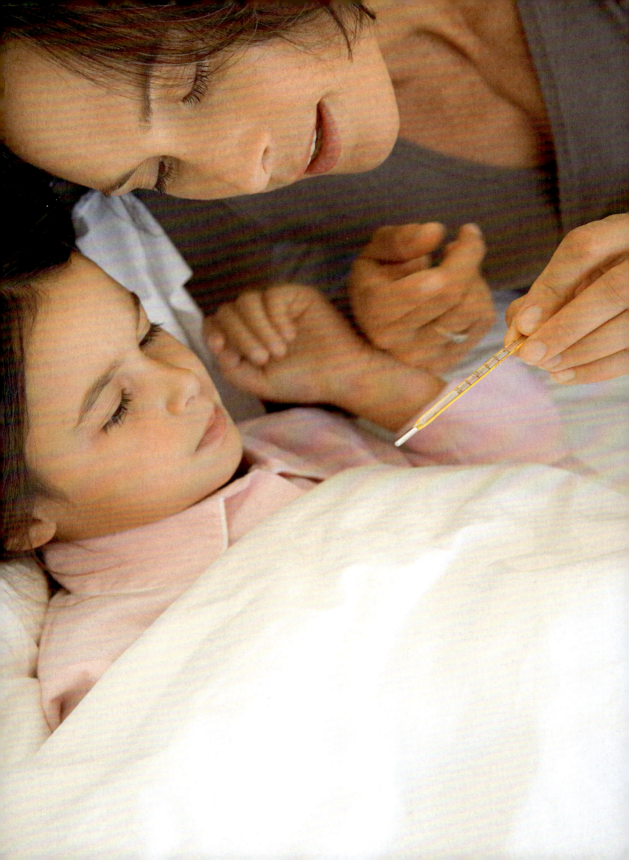

# KRANKHEITEN DES KINDES

**Dieses Kapitel informiert Sie** über die häufigsten Krankheiten im Kindesalter. Als Erstes werden die typischen Infektionskrankheiten wie beispielsweise Masern, Röteln, Scharlach und Windpocken behandelt. Danach erfahren Sie etwas über Beschwerden, die Gesicht und Kopf, die Atemwege, den Bauch sowie den Bewegungsapparat betreffen. Den Schluss bilden die wichtigsten Erkrankungen rund um die Haut.

Um herauszufinden, was hinter einem bestimmten Beschwerdebild stecken kann, sind die sieben Diagnosetabellen sehr hilfreich. Diese leiten Sie von den Beschwerden Ihres Kindes zur möglichen Ursache.

KRANKHEITEN DES KINDES

# Fieber im Kindesalter

Die normale Körpertemperatur eines Kindes liegt zwischen 36,5 und 37,5 °C. Als erhöhte Temperatur bezeichnet man Werte von 37,5 bis 38 °C; darüber spricht man von Fieber, ab 39 °C von hohem Fieber. Allerdings kann bei Kindern die Temperatur auch durch Herumtoben schnell bis auf 38 °C ansteigen, ohne dass sie deswegen gleich krank sind. Gemessen werden sollte die Temperatur immer im Po, das ist am genauesten.

## Mein Kind hat Fieber

| Schnupfen/ Husten | Hals- schmerzen | Kopf- schmerzen | Erbrechen/ Durchfall | Bauch- schmerzen | Besonder- heiten | |
|---|---|---|---|---|---|---|
| nein | nein | nein | nein | nein | drei Tage lang hohes Fieber, dann kleinfleckiger, roter Ausschlag ohne Fieber | **Beginnendes Dreitagefieber** > Seite 61 |
| Schnupfen und meist später Husten | möglich | möglich | nein | nein | meist nur leichtes Fieber | **Erkältung** > Seite 86 |
| ja, beides | möglich | häufig | nein | möglich | plötzliches, hohes Fieber, Gliederschmerzen | **Grippe** > Seite 62 |
| grünlich-gelber Dauerschnupfen | nein | Schmerzen und Druckgefühl in der Stirn, neben der Nase oder in den Wangenknochen | nein | nein | Schmerzen und Druckgefühl werden beim Bücken stärker | **Entzündung der Nasennebenhöhlen** > Seite 89 |
| möglich; häufig vorausgehend | nein | nein | nein | nein | sehr starke Ohrenschmerzen; Schwerhörigkeit | **Mittelohrentzündung** > Seite 75 |
| nein | Kau- und Schluckbeschwerden | möglich | nein | möglich | schmerzhafte Schwellung vor dem Ohr, ein- oder beidseitig | **Mumps** > Seite 64 |

# Fieber im Kindesalter

In den Diagnosetabellen finden Sie häufige Infektionen, die mit Fieber einhergehen. Hat Ihr Kind Ausschlag und Fieber, lesen Sie auf Seite 49 weiter. Über Fieber im Babyalter informieren Sie sich auf den Seiten 20/21. Die Höhe der Temperatur allein sagt noch nichts darüber aus, wie krank Ihr Kind ist. Generell sollten Sie zum Arzt gehen, wenn Ihr Kind länger als einen Tag fiebert. Bis etwa 39 °C muss nichts gegen das Fieber unternommen werden, wenn Ihr Kind sich einigermaßen wohlfühlt und ausreichend trinkt. Falls es zu Fieberkrämpfen (> Seite 149) neigt, sollte die Temperatur bereits bei 38,5 °C gesenkt werden. Wirksame Mittel sind Wadenwickel (> Seite 48) und Fieberzäpfchen. Lassen Sie sich vom Arzt geeignete Präparate empfehlen.

## Mein Kind hat Fieber

| Schnupfen/ Husten | Hals- schmerzen | Kopf- schmerzen | Erbrechen/ Durchfall | Bauch- schmerzen | Besonder- heiten | |
|---|---|---|---|---|---|---|
| nein | ja; weißlich-gelbe Beläge auf den Mandeln | nein | nein | möglich | geschwollene, schmerzhafte Lymphknoten, vor allem am Hals | **Pfeiffersches Drüsenfieber** > Seite 66 |
| nein | nein | nein | nein | nein | gerötete Mundschleimhaut, darauf erst Bläschen, dann schmerzhafte Wunden | **Mundfäule** > Seite 79 |
| nein | Halsschmerzen, Schluckbeschwerden; geröteter Rachen | nein | nein | bei Kleinkindern möglich | gelblich-weiße Eiterstippen auf den Mandeln möglich | **Rachen- und Mandelentzündung** > Seite 94 |
| nein | Halsschmerzen, starke Schluckbeschwerden; geröteter Rachen | nein | nein | nein | hohes Fieber; röchelnde Atmung oder Atemnot; kloßige Sprache; Speichelfluss | **Entzündung des Kehlkopfdeckels;** rufen Sie bei Verdacht sofort den Notarzt |
| zunächst trockener, dann schleimiger Husten | nein | nein | möglich durch Hochwürgen von Schleim | nein | vor allem bei Kleinkindern erschwerte Atmung | **Bronchitis** > Seite 98 |

# KRANKHEITEN DES KINDES

## Die guten alten Wadenwickel

Dazu tauchen Sie zwei Tücher in lauwarmes Wasser, wringen sie leicht aus und wickeln je eines um eine Wade Ihres Kindes (nicht zu straff). Schlagen Sie jeweils ein trockenes, dickes Frotteehandtuch darüber und lassen Sie die Wickel zehn bis fünfzehn Minuten an den Beinen. Dann machen Sie die Tücher erneut nass und legen sie wieder an – das Ganze insgesamt dreimal. Steigt das Fieber wieder an, wiederholen Sie die Prozedur nach etwa zwei Stunden noch einmal. Verwenden Sie Wadenwickel nur, wenn Ihr Kind warme Füße und warme Beine hat und nicht fröstelt.

## Mein Kind hat Fieber

| Schnupfen/ Husten | Hals-schmerzen | Kopf-schmerzen | Erbrechen/ Durchfall | Bauch-schmerzen | Besonder-heiten | |
|---|---|---|---|---|---|---|
| schmerzhafter, trockener oder verschleimter Husten | nein | nein | nein | möglich | Kind wirkt schwer krank; sehr hohes Fieber möglich; beschleunigte, flache Atmung; Atemnot | **Lungenentzündung** > Seite 107 |
| nein | nein | sehr starke Kopfschmerzen mit Nackensteifigkeit | häufig beides | nein | hohes Fieber; Berührungs- und Lichtempfindlichkeit | **Gehirnhautentzündung** > Seite 85 |
| nein | nein | nein | Erbrechen und/oder Durchfall | krampfartige Bauchschmerzen | bei starkem Flüssigkeitsverlust Teilnahmslosigkeit und Apathie | **Magen-Darm-Infektion** > Seite 112 |
| nein | nein | nein | beides bei jüngeren Kindern möglich | krampfartige Bauchschmerzen | jüngere Kinder: eventuell nur Fieber; ältere Kinder: häufiger Harndrang, Beschwerden beim Wasserlassen | **Harnwegsinfektion** > Seite 120 |
| nein | nein | nein | beides möglich | krampfartige Schmerzen im rechten Unterbauch | Schonhaltung mit angezogenen Beinen, Schmerzen beim Gehen | **Blinddarmentzündung** > Seite 118 |

# Ausschläge im Kindesalter

Oft lässt sich schwer entscheiden, was sich hinter einem Ausschlag verbirgt: Sind die roten Punkte nur ein paar Mückenstiche? Oder kündigen sich vielleicht Windpocken an? Außerdem kann auch bei einer Erkrankung wie der Magen-Darm-Infektion ein Ausschlag auftreten. Für die erste Zuordnung einzelner Symptome finden Sie in der Diagnosetabelle unten einige An-

## Mein Kind hat einen Ausschlag

| Stelle des Ausschlags | Aussehen des Ausschlags | Fieber | Juckreiz | Ansteckung | Besonderheiten | |
|---|---|---|---|---|---|---|
| überall möglich | Rötung und Schwellung der betroffenen Hautstellen | nein | meist ja; möglicherweise stark | nein | bei allergischer Reaktion Ausschlag am ganzen Körper möglich sowie Übelkeit, Erbrechen, Kreislaufkollaps, Atemnot | **Insektenstiche** > Seite 140 |
| überall möglich | unterschiedlich; zum Beispiel rote Punkte oder Flecken, Quaddeln | nein | möglich | nein | Auslöser können beispielsweise Nahrungsmittel, Tiere, Metalle, Arzneimittel sein | **Allergischer Hautausschlag** > Seite 130 |
| vor allem in Gelenkbeugen, an Gesicht und Hals | trockene, gerötete, schuppende Hautstellen | nein | oft stark | nein | tritt in Schüben auf; Kratzspuren | **Neurodermitis (atropisches Ekzem)** > Seite 132 |
| überall möglich | runde bis ovale Rötungen mit schuppigem Rand | nein | möglich | ja | bei Fußpilz nässende, gerötete Einrisse zwischen den Zehen | **Hautinfektionen mit Pilzen** > Seite 134 |
| vor allem Hände, Füße, Achselhöhlen, Gesäß und Genitalien | punkt- oder strichförmige Hautrötungen | nein | stark, vor allem nachts | ja | durch Kratzen offene Stellen und Krustenbildung möglich | **Krätze** > Seite 138 |

**KRANKHEITEN DES KINDES**

haltspunkte für die mögliche Ursache. Mit Sicherheit feststellen, was Ihrem Kind fehlt, kann natürlich nur der Fachmann. Deshalb sollten Sie immer den Arzt aufsuchen, wenn Ihr Kind einen Hautausschlag hat.

Achten Sie besonders darauf, wo ein Ausschlag beginnt: Hinter den Ohren? Das spricht zum Beispiel für Masern oder Röteln. Auch die Art der Hauterscheinung ist wichtig: Kleinste, leicht erhabene Rötungen, die sich beim Darüberstreichen wie Samt anfühlen, deuten auf Scharlach hin. Rote Flecken, auf denen Bläschen entstehen, könnten Windpocken sein. Wichtig für die Diagnose ist außerdem, ob der Ausschlag juckt oder nicht. Informieren Sie sich anhand der Diagnosetabelle, wenn Fieber zum Ausschlag kommt. Es können auch gleichzeitig oder vorher Schnupfen, Husten oder Halsschmer-

## Mein Kind hat einen Ausschlag

| Stelle des Ausschlags | Aussehen des Ausschlags | Fieber | Juckreiz | Ansteckung | Besonderheiten | |
|---|---|---|---|---|---|---|
| hauptsächlich am Rumpf, manchmal auch an Armen und Beinen | kleine, rote Flecken | vor dem Ausschlag drei Tage lang hohes Fieber, dann fieberfrei | selten | ja | anschließend oft appetitlos und sehr unruhig | **Dreitagefieber** > Seite 61 |
| beginnt hinter den Ohren, breitet sich dann vom Kopf über den Körper aus | kleinere, hellrote Flecken, die zu dunkler werdenden Flächen zusammenfließen | hohes Fieber | möglich | ja | zu Beginn: Zeichen einer schweren Erkältung; Lichtempfindlichkeit; auf der Mundschleimhaut kleine weiße Flecken | **Masern** > Seite 52 |
| beginnt hinter den Ohren, breitet sich dann vom Kopf über den Körper aus | kleine, einzeln stehende rote Flecken | möglich | möglich | ja | zu Beginn: Zeichen einer Erkältung; schmerzhafte, geschwollene Lymphknoten im Nacken | **Röteln** > Seite 58 |
| beginnt als schmetterlingsförmige Rötung im Gesicht, breitet sich dann auf Arme und Beine aus | rote Flecken, die in girlandenartig aneinanderliegende Ringe übergehen | möglich | möglich | ja | Ausschlag verblasst und wird wieder stärker | **Ringelröteln** > Seite 60 |

# Ausschläge im Kindesalter

zen auftreten. Generell ist es sinnvoll, sich nach ansteckenden Erkrankungen umzuhören, die vor allem in der Schule gerade »umgehen«.

Auch andere Infektionen führen zu Hautausschlägen in Form von Flecken oder Bläschen. Dabei kommen Pilze (> Seite 134/135), Viren (> Fieberbläschen, Seite 80), Bakterien (> Grind, Seite 137) oder Parasiten (> Krätze, Seite 138) in Frage. Im Gegensatz dazu ist ein allergischer Hautausschlag keine ansteckende Erkrankung, sondern eine überschießende Reaktion des Immunsystems auf einen bestimmten Stoff (> Seite 130/131). Auslöser können Nahrungsmittel sein, ein neues Kleidungsstück, ein Medikament oder der Kontakt mit einem Tier. Der Verdacht auf eine Allergie liegt nahe, wenn die Hautveränderung in gleicher Form öfter wiederkehrt.

## Mein Kind hat einen Ausschlag

| Stelle des Ausschlags | Aussehen des Ausschlags | Fieber | Juckreiz | Ansteckung | Besonderheiten | |
|---|---|---|---|---|---|---|
| beginnt in der Leistengegend, breitet sich dann über den Körper aus | roter, kleinfleckiger, leicht erhabener Hautausschlag, der an Samt erinnert | meist hoch | möglich | ja | meist starke Halsschmerzen; erst weißlich belegte, später himbeerrote Zunge, feuerroter Gaumen | **Scharlach** > Seite 56 |
| beginnt meist am Rumpf, breitet sich dann über den Körper aus, auch auf der behaarten Kopfhaut und der Mundschleimhaut | zunächst rote Flecken, dann wasserhaltige Bläschen, die aufplatzen und verkrusten | meist niedrig, in seltenen Fällen auch sehr hoch | stark | ja | bei Krankheitsbeginn häufig Kopfschmerzen und leichtes Fieber; schubweise immer neue Flecken und Bläschen | **Windpocken** > Seite 54 |
| vor allem im Mund- und Nasenbereich | Bläschen und Blasen, die rasch platzen und gelblichbraune Krusten hinterlassen | nein | möglich | ja | Ausschlag breitet sich schnell aus, wenn das Kind an den Blasen kratzt | **Grind (Impetigo)** > Seite 137 |
| vor allem an den Lippen | Bläschen, die platzen und gelbliche, teils nässende Krusten hinterlassen | eventuell gleichzeitig fieberhafter Infekt | möglich | ja | Bläschen können schmerzen | **Fieberbläschen** > Seite 80 |

# Infektionskrankheiten

## Masern

*Zum Schutz vor Masern wird eine frühzeitige Impfung empfohlen (> Seite 172).*

Die Krankheit wird von einem Virus hervorgerufen, das meist durch Tröpfcheninfektion, also beim Niesen, Husten oder Sprechen, übertragen wird. Masern sind sehr ansteckend; fast jedes ungeimpfte Kind macht sie durch. Bis zum Ausbruch der Krankheit vergehen zehn bis zwölf Tage. Die Ansteckungsgefahr besteht vom Auftreten der ersten Anzeichen – Schnupfen, Husten und Fieber – bis zum Verschwinden des Ausschlags. Wer einmal Masern hatte, ist lebenslang immun gegen die Krankheit.

### Krankheitszeichen
- starker Husten und Schnupfen
- hohes Fieber, das nach einer kurzzeitigen Besserung erneut wieder auftreten kann
- Bindehautentzündung mit geröteten, tränenden, lichtempfindlichen Augen
- kleine weiße Flecken auf der Mundschleimhaut
- roter, fleckiger Hautausschlag

Zunächst treten die Krankheitszeichen einer schweren Erkältung auf. Außerdem sind die Augen stark gerötet und tränen (> Bindehautentzündung, Seite 72). Das lässt früh den Verdacht auf Masern aufkommen, auch wenn noch kein Ausschlag zu sehen ist. Normales Tageslicht wird als sehr schmerzhaft empfunden. Ein bis zwei Tage später erscheinen auf der Mundschleimhaut, im Bereich der unteren Backenzähne, kleine weiße Flecken mit rotem Rand. Nach kurzem Abfall steigt das Fieber drei bis vier Tage nach Beginn der Erkrankung wieder sehr hoch an (über 39 °C), und hinter den Ohren erscheint ein Ausschlag, der sich nach und nach über den ganzen Körper ausbreitet.

Zu Beginn des Hautausschlags werden kleinere hellrote Flecken sichtbar, die allmählich zu größeren roten Flächen zusammenfließen und sich dunkelrot bis blaurot färben. Damit ist der Höhepunkt der Krankheit erreicht. Das Kind hat starken Husten und fühlt sich sehr krank und matt. Nach weiteren drei bis vier Tagen sinkt das Fieber wieder, und der Ausschlag verblasst. Das ist der Beginn der Besserung.

# Infektionskrankheiten

In den meisten Fällen verlaufen Masern ohne Probleme. Es können aber auch ernstere Zweiterkrankungen auftreten. Weil die Abwehrkräfte des Kindes durch die Masern geschwächt sind, kann es zusätzlich zu einer weiteren, oft bakteriellen Infektion kommen. Ohrenschmerzen sind Anzeichen für eine Mittelohrentzündung (> Seite 75/76). Starker Husten mit Kurzatmigkeit oder gar Atemnot kann bedeuten, dass sich eine Lungenentzündung (> Seite 107) entwickelt hat. Starke Kopfschmerzen, Nackensteifigkeit, Erbrechen, Berührungsempfindlichkeit und Benommenheit sind Zeichen für eine Gehirnhautentzündung (> Seite 85).

## Ärztliche Behandlung

Wenn Sie vermuten, dass Ihr Kind Masern hat, sollten Sie in jedem Fall zum Arzt gehen, damit er Ihr Kind auf Zweiterkrankungen untersuchen kann. Wenn die Masern ohne Komplikationen verlaufen, wird er Fieberzäpfchen und bei Bedarf Augentropfen verschreiben. Falls Ihr Kind eine Mittelohrentzündung oder eine Lungenentzündung hat, ist eventuell die Gabe eines Antibiotikums notwendig. Sollte der Arzt eine Gehirnhautentzündung feststellen, muss Ihr Kind auf jeden Fall ins Krankenhaus.

## Was Sie selbst tun können

- Ihr Kind sollte, solange es Fieber hat, unbedingt im Bett bleiben (> Seite 14). Da viele Kinder während der Krankheit deutlich anhänglicher sind als gewohnt, sollten Sie ausreichend Zeit für Ihr Kind haben.
- Dunkeln Sie wegen der lichtempfindlichen, gereizten Augen die Fenster leicht ab und sorgen Sie dafür, dass Ihr Kind nicht fernsieht.
- Senken Sie ab 39 °C das Fieber mit Wadenwickeln (> Seite 48) oder mit Fieberzäpfchen (nach Empfehlung Ihres Arztes).
- Geben Sie Ihrem Kind viel zu trinken und leicht Verdauliches zu essen.
- Ein paar Löffel Buttermilch am Tag tun gut. Buttermilch kühlt, löscht den Durst und ist nährstoffreich.
- Gegen den Hustenreiz können Sie für Ihr Kind Hustentees und Hustensäfte selbst herstellen (> Seite 99).
- Schonen Sie Ihr Kind noch einige Tage, nachdem Fieber und Ausschlag verschwunden sind, denn seine Abwehrkräfte sind noch geschwächt und es ist sehr müde. Schicken Sie es erst ein bis zwei Wochen nach Ende der Krankheit wieder in den Kindergarten oder in die Schule.
- Den einzig wirksamen Schutz vor Masern stellt die Impfung dar (> Kombinationsimpfung mit Windpocken, Röteln und Mumps, Seite 170). Sie erfolgt erstmals mit etwa einem Jahr und soll bis zum Ende des zweiten Lebensjahres wiederholt werden.

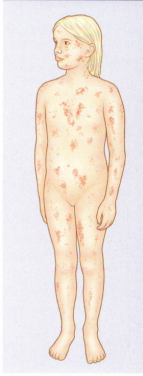

**Masern**

*Typisch bei Masern: Die zunächst kleinen, hellroten Flecken sind zu größeren, dunkleren Flächen zusammengeflossen.*

VORBEUGEN

# Windpocken

Windpocken werden durch ein Virus verursacht, das hochgradig ansteckend ist und beim Niesen, Husten oder Sprechen weitergegeben wird (Tröpfcheninfektion) – oder das einem, wie der Name sagt, buchstäblich mit dem Wind zufliegt.

Bis zum Krankheitsbeginn vergehen bei Windpocken zwei bis drei Wochen. Bereits einige Tage vor Ausbruch des Ausschlags bis zu dem Zeitpunkt, an dem die Krusten abgefallen sind (etwa sieben bis zehn Tage nach Krankheitsbeginn), kann die Krankheit auf andere Menschen übertragen werden. Wer Windpocken hatte, ist in der Regel lebenslang immun gegen die Erkrankung. In manchen Fällen ruht das Virus über Jahre oder Jahrzehnte im Körper, lebt dann wieder auf und ruft eine Gürtelrose (Zoster) hervor. Diese Erkrankung zeigt – meist in einer gürtelförmigen Anordnung – denselben Hautausschlag wie Windpocken.

> **Krankheitszeichen**
> - Fieber
> - Ausschlag mit roten Flecken, wasserhaltigen Bläschen und schließlich Krusten
> - schubweise Ausbreitung über den ganzen Körper, auch auf der behaarten Kopfhaut und der Mundschleimhaut
> - starker Juckreiz

Erste Anzeichen von Windpocken sind häufig leichtes Fieber und Kopfschmerzen. Ein bis zwei Tage später treten dann, meist zunächst am Rumpf, vereinzelte rote Flecken auf, die sich innerhalb von Stunden in mit Flüssigkeit gefüllte, stark juckende Bläschen verwandeln und innerhalb der nächsten Tage nach und nach verkrusten. Der Ausschlag breitet sich sehr schnell auf den gesamten Körper aus und ist typischerweise auch auf der behaarten Kopfhaut und der Mundschleimhaut zu sehen.

Windpocken verlaufen in Schüben, sodass täglich neue rote Flecken zu den schon bestehenden Krusten dazukommen. Meistens bleibt das Fieber niedrig, in seltenen Fällen kann es jedoch auch sehr stark ansteigen. Nach ein bis zwei Tagen fallen die Krusten jeweils ab. Eine Zeit lang sieht man dort, wo sie gesessen haben, noch helle Flecken. Nach einigen Wochen sind aber auch diese Hauterscheinungen in der Regel wieder ganz verschwunden.

Wenn Windpocken aufgekratzt werden (was durch den starken Juckreiz nur schwer ganz zu vermeiden ist), kann es zu einer bakteriellen Hautinfek-

*Sie sollten Ihr Kind mit Windpocken keiner starken Sonneneinstrahlung aussetzen. Es könnten dort, wo der Hautausschlag sitzt, braune Flecken entstehen.*

# Infektionskrankheiten

tion und dadurch zu Hauteiterungen kommen. Außerdem kann in sehr seltenen Fällen eine Gehirnhautentzündung (> Seite 85) auftreten. Das Kind klagt dann über starke Kopfschmerzen, hat hohes Fieber und einen steifen Nacken, erbricht möglicherweise, ist berührungsempfindlich und vielleicht auch benommen.

## Ärztliche Behandlung

Beim Auftreten der ersten Krankheitszeichen sollten Sie mit Ihrem Kind auf jeden Fall zum Arzt gehen, um klären zu lassen, ob es wirklich Windpocken hat. Sie müssen den Arzt unbedingt nochmals rufen, wenn Ihr Kind die oben genannten Anzeichen einer Gehirnhautentzündung zeigt. Es muss dann auf jeden Fall im Krankenhaus behandelt werden.
Bei hohem Fieber wird der Arzt Fieberzäpfchen verschreiben. Gegen starken Juckreiz kann er spezielle Tropfen verordnen. Falls Hauteiterungen entstanden sind, muss eine antibiotische Salbe auf die betroffenen Stellen aufgetragen werden.

## Was Sie selbst tun können

- Um Narben und Hautinfektionen zu vermeiden, sollten Sie Ihrem Kind die Nägel kurz schneiden, dann kann es sich die Windpocken nicht so leicht aufkratzen. Ihrem Baby können Sie Söckchen über die Hände ziehen, damit es sich nicht kratzt.
- Baden Sie Ihr Kind erst wieder, wenn überall feste Krusten entstanden sind, sonst können sich die Bläschen leicht infizieren. Machen Sie aus diesem Grund auch bei hohem Fieber keine Wadenwickel, denn der Juckreiz wird durch die Feuchtigkeit und die entstehende Wärme unter einem Wickel verstärkt. Geben Sie Ihrem Kind stattdessen Fieberzäpfchen, die Ihnen der Arzt empfohlen hat.
- Betupfen Sie die Bläschen regelmäßig mit speziellen Mitteln gegen den Juckreiz. Sehr bewährt hat sich beispielsweise Lotio alba, das Sie rezeptfrei in der Apotheke erhalten.
- Ziehen Sie Ihrem Kind weiche Unterwäsche und nicht zu eng anliegende Oberbekleidung aus Baumwolle an, damit der Juckreiz nicht zusätzlich gefördert wird.
- Hilfreich bei Mitbefall der Mundschleimhaut sind desinfizierende, schmerzlindernde Mundspüllösungen aus der Apotheke.
- Ab dem zwölften Lebensmonat können Sie Ihr Kind gegen Windpocken (Kombinationsimpfung mit Masern, Mumps und Röteln) impfen lassen. Diese Impfung soll bis zum Ende des zweiten Lebensjahres wiederholt werden (> Seite 172).

### Windpocken

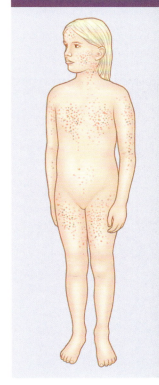

*Anfangs zeigen sich rote erhabene Punkte. Darauf bilden sich schnell die charakteristischen Bläschen, die aufplatzen und verkrusten. Schubweise kommen neue Punkte, Bläschen und Krusten hinzu.*

**VORBEUGEN**

# Scharlach

Die Erkrankung wird von Streptokokken hervorgerufen, den gleichen Bakterien, die auch die eitrige Halsentzündung verursachen. Sie werden durch Tröpfcheninfektion, also beim Niesen, Husten oder Sprechen, oder – in seltenen Fällen – durch Schmierinfektion übertragen.

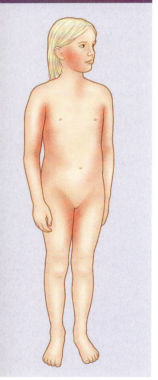

*Der samtartige Ausschlag beginnt meist in der Leistengegend und um die Achseln. Etwa ab dem dritten Krankheitstag zeigt sich die für Scharlach typische »Himbeerzunge«.*

### Krankheitszeichen
- meist starke Halsschmerzen und hohes Fieber
- erst weißlich belegte, später himbeerrote Zunge
- roter, kleinfleckiger, leicht erhabener Hautausschlag
- auffallende Blässe um den Mund

Da mehrere Streptokokkenarten zu Scharlach führen können, ist es möglich, die Krankheit mehrmals zu bekommen. Zwischen Ansteckung und Ausbruch der Erkrankung liegen nur zwei bis vier Tage. Wird mit einem Antibiotikum behandelt, besteht für andere Menschen bereits zwei Tage nach der ersten Einnahme keine Ansteckungsgefahr mehr. Ohne medikamentöse Behandlung ist eine Ansteckung von den ersten Krankheitszeichen an drei bis vier Wochen lang möglich.

Scharlach beginnt mit Halsschmerzen, Schluckbeschwerden und schnell ansteigendem Fieber. Manche Kinder erbrechen. Der Rachen ist feuerrot, manchmal finden sich gelblich-weiße Pünktchen auf den Gaumenmandeln. Die Lymphknoten am Hals sind stark geschwollen. Die Zunge ist zunächst weißlich belegt und nimmt dann eine himbeerfarbene Rötung an.

Zwei bis drei Tage nach den ersten Krankheitszeichen bildet sich ein Hautausschlag mit kleinsten, dicht aneinanderstehenden, leicht erhabenen Rötungen, die an Samt erinnern. Allmählich breitet sich der Ausschlag über den ganzen Körper aus. Da die Wangen sehr stark gerötet sind, wirkt der Bereich um den Mund auffallend blass. Innerhalb weniger Tage verschwindet der Ausschlag wieder. Ein bis drei Wochen später schält sich die Haut, vor allem an den Hand- und Fußflächen. Das kann sogar bis zu acht Wochen anhalten. Lassen Sie sich nicht irritieren: Manchmal ist der Ausschlag bei Scharlach nur schwach ausgeprägt oder tritt nicht auf, obwohl Ihr Kind krank ist. Bei einem Kind, das nicht oder nicht lang genug mit Antibiotika behandelt wird, können zwei, drei Wochen nach dem Scharlach schwere Erkrankungen von Herz, Nieren (> Seite 122) oder Gelenken auftreten.

Achtung: Auch selbst nicht erkrankte Menschen können die Bakterien, die Scharlach verursachen, an andere weitergeben.

# Infektionskrankheiten

## Ärztliche Behandlung

Gehen Sie mit Ihrem Kind sofort zum Arzt, wenn Sie vermuten, dass es Scharlach hat. Er wird ein Antibiotikum verordnen (in der Regel Penizillin), das zehn Tage lang eingenommen werden muss. Auch wenn Ihr Kind schon wieder gesund erscheint, müssen Sie ihm das Mittel auf jeden Fall für die vorgesehene Dauer und nach genauer Anweisung des Arztes geben, sonst kann es zu einem Rückfall kommen.

## Was Sie selbst tun können

- Ihr Kind sollte im Bett bleiben (> Seite 14), solange es Fieber hat; auch danach sollte es sich schonen. Lassen Sie Ihr Kind frühestens acht bis zehn Tage nach Abklingen des Fiebers wieder in den Kindergarten oder in die Schule gehen, da sein Immunsystem noch sehr geschwächt ist und es erst wieder Kräfte sammeln muss.
- Senken Sie das Fieber ab 39 °C mit Wadenwickeln (> Seite 48) oder mit Fieberzäpfchen (nach Arztempfehlung).
- Bieten Sie Ihrem Kind zum Essen weiche Speisen an (beispielsweise Weißbrot ohne Rinde, Brei, Ei).
- Damit sich das Kind nicht immer wieder neu ansteckt, sollten Sie seine Zahnbürste gegen eine neue austauschen.

Geben Sie Ihrem Kind viel zu trinken, jedoch keine sauren Fruchtsäfte. Lassen Sie es zwischen kalten und heißen Getränken wählen.

VORBEUGEN

### Bewährte Hausmittel

- **Salbei-Kamillen-Tee zum Gurgeln (für ältere Kinder)**

Kochen Sie etwa einen halben Teelöffel getrocknete Salbeiblätter und einen halben Teelöffel getrocknete Kamillenblüten mit 125 Milliliter Wasser auf. Lassen Sie den Tee zehn Minuten lang ziehen und gießen Sie ihn ab. Ihr Kind sollte mehrmals täglich mit dem lauwarmen Tee gurgeln und ihn anschließend herunterschlucken.

- **Halswickel mit Schmalz oder Kartoffeln**

Vor allem für jüngere Kinder, die noch nicht gurgeln können, sind Halswickel geeignet: Erwärmen Sie Schweineschmalz in einem Topf, bis es flüssig ist. Legen Sie ein dünnes Baumwolltuch hinein, wringen Sie es nur leicht aus und wickeln Sie es möglichst warm direkt um den Hals. Vorsicht: Temperatur vorher unbedingt am eigenen Handgelenk oder Unterarm prüfen! Legen Sie ein zweites, trockenes Baumwolltuch über den Wickel und binden Sie noch einen Schal um den Hals.

Manche Kinder mögen lieber Kartoffelwickel: Zerdrücken Sie dafür noch heiße Pellkartoffeln und schlagen Sie sie in ein dünnes Baumwolltuch ein, das Sie anschließend mit einem Wollschal um den Hals binden. Prüfen Sie auch hier unbedingt die Temperatur!

# KRANKHEITEN DES KINDES

# Röteln

Röteln werden von einem Virus hervorgerufen, das beim Niesen, Husten oder Sprechen übertragen wird (Tröpfcheninfektion). Bis zum Ausbruch der Krankheit vergehen zwei bis drei Wochen. Ansteckend sind Röteln fünf Tage vor Erscheinen des Ausschlags bis sieben Tage danach. Nach einer Röteln-Erkrankung besteht lebenslange Immunität.

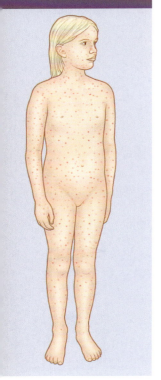

*Der kleinfleckige Ausschlag beginnt hinter den Ohren und breitet sich innerhalb eines Tages über den ganzen Körper aus.*

### Krankheitszeichen
- schmerzhafte, geschwollene Lymphknoten im Nacken und hinter den Ohren
- kleinfleckiger, roter Hautausschlag
- Fieber möglich

Zu Beginn der Erkrankung zeigen sich wie bei einer Erkältung leichter Husten, Schnupfen, manchmal auch eine Bindehautentzündung (> Seite 72) mit geröteten Augen. Die Lymphknoten im Nacken und auch hinter den Ohren schwellen an (oft wie eine »Perlenschnur« tastbar) und schmerzen. Einen Tag später tritt Ausschlag auf, der hinter den Ohren beginnt, dann auf Gesicht, Hals, Arme und Beine übergeht und sich innerhalb von 24 Stunden über den ganzen Körper ausbreitet. Er besteht aus kleinen, einzeln stehenden roten Flecken. Meist tritt kein oder nur leichter Juckreiz auf. Es kann leichtes Fieber (38 bis 38,5 °C) hinzukommen. Das Kind fühlt sich nur wenig krank. Manchmal treten Gelenkschmerzen auf. Nach ungefähr drei Tagen bildet sich der Ausschlag zurück in der gleichen Reihenfolge, wie er gekommen ist. Das Fieber verschwindet und die Lymphknoten werden allmählich kleiner.

In sehr seltenen Fällen kann bei einer Rötelnerkrankung eine Gehirnhautentzündung (> Seite 85) auftreten. Das Kind klagt dann über sehr starke Kopfschmerzen, hat hohes Fieber und einen steifen Nacken, erbricht möglicherweise, ist berührungsempfindlich und vielleicht auch benommen.

## Ärztliche Behandlung

Gehen Sie mit Ihrem Kind auf jeden Fall zum Arzt, um klären zu lassen, ob es wirklich Röteln hat. Suchen Sie ihn unbedingt wieder auf, wenn Sie Anzeichen für eine Gehirnhautentzündung vermuten.

Normalerweise ist eine medizinische Behandlung der Röteln nicht erforderlich. Manchmal verläuft die Erkrankung so leicht, dass sie einen nur wenig ausgeprägten oder gar keinen Ausschlag zeigt. Falls Sie unsicher sind, ob

# Infektionskrankheiten

Ihr Kind bereits Röteln hatte, können Sie eine spezielle Blutuntersuchung durchführen und gegebenenfalls nachimpfen lassen; dies ist vor allem bei Mädchen im Hinblick auf eine spätere Schwangerschaft empfehlenswert.

## Was Sie selbst tun können

- Meist fühlt sich ein Kind, das Röteln hat, nicht sehr krank, eine besondere Pflege ist deshalb nicht notwendig. Wegen der Ansteckungsgefahr für andere und zur Schonung sollte Ihr Kind allerdings acht bis zehn Tage lang nicht in den Kindergarten oder in die Schule gehen.
- Schmerzen die geschwollenen Lymphknoten, helfen warme Auflagen wie etwa ein Kirschkernkissen (Temperatur prüfen!) oder vom Arzt verordnete Umschläge.
- Lassen Sie Ihr Kind – sowohl Mädchen als auch Jungen – mit etwa einem Jahr gegen Röteln impfen, denn so schützen Sie es vor der Erkrankung und verhindern beim Jungen später die Weitergabe des Virus an gefährdete Frauen. Diese Kombinationsimpfung (mit Windpocken, Masern und Mumps) soll bis zum Ende des zweiten Lebensjahres wiederholt werden (> Seite 172).
- Sollte Ihr Kind in einer Gemeinschaftseinrichtung (etwa in einer Kinderkrippe) betreut werden, wird eine zusätzliche Impfung ab einem Alter von neun Monaten empfohlen. Bei Kindern kommt es bei dieser Impfung fast nie zu Nebenwirkungen, die auf die Rötelnkomponente in dem Kombinationsimpfstoff (Röteln, Masern, Mumps, Windpocken) zurückzuführen wären. Sehr selten kommt es nach einigen Tagen zu einem kurzfristigen Ausschlag oder einem leichten Temperaturanstieg, der jedoch häufig nicht einmal bemerkt wird.

Wenn Ihr Kind Fieber hat, ist auch bei Röteln Bettruhe sinnvoll.

VORBEUGEN

**ACHTUNG** Wenn eine schwangere Frau sich mit Röteln ansteckt, kann es zu schweren Schädigungen kommen, da die Viren über die Plazenta an das ungeborene Kind weitergegeben werden können. Herzfehler, Taubheit, Missbildungen des Auges sowie geistige Behinderung sind möglich. Schlimmstenfalls kann es sogar zu einer Totgeburt kommen.
In den ersten vier Schwangerschaftsmonaten ist die Gefahr einer Ansteckung am größten. Sie sollten deshalb unbedingt darauf achten, dass Ihr Kind, solange die Röteln ansteckend sind, nicht in Kontakt kommt mit Frauen, für die eine Ansteckung gefährlich werden könnte. Fragen Sie deshalb schwangere Besucherinnen, ob sie Röteln hatten oder gegen Röteln geimpft sind!

# Ringelröteln

Ringelröteln werden von einem Virus verursacht, das durch Tröpfchen, also beim Niesen, Husten oder Sprechen, übertragen wird. Vor allem Kinder im Schulalter sind betroffen. Bis zum Ausbruch der Erkrankung vergehen vier bis achtzehn Tage. Ansteckend sind Ringelröteln einige Tage vor dem Ausschlag, aber nahezu nicht mehr während des Ausschlags. Wer Ringelröteln gehabt hat, ist lebenslang immun.

*Typisch bei Ringelröteln: Der Ausschlag verblasst von Zeit zu Zeit und bildet sich wieder neu.*

### Krankheitszeichen
- zu Beginn schmetterlingsförmige, großfleckige Hautrötung auf Wangen und Nase
- später rote Flecken vor allem an Armen und Beinen, die in girlandenartig aneinanderliegende Ringe übergehen
- Juckreiz möglich
- Fieber möglich

Zunächst zeigt sich meist auf Wangen und Nase eine großfleckige, symmetrische Hautrötung in der Form eines Schmetterlings. Ein bis zwei Tage später entwickeln sich auch an Armen, Beinen und zum Teil am Rumpf rote Flecken. Allmählich verwandeln sich diese in blassrosa Ringe, die von Zeit zu Zeit verschwinden und wieder auftauchen. Der Ausschlag hat jetzt eine girlandenartige Form. Fieber ist möglich. Nach zehn bis zwölf Tagen ist der Ausschlag endgültig verschwunden.

Die Erkrankung ist für gesunde Kinder harmlos. Eine Gefahr besteht allerdings für schwangere Frauen. Im Fall einer Ansteckung kann es unter anderem zu einer Beeinträchtigung der Blutbildung beim Ungeborenen und schlimmstenfalls zu einer Totgeburt kommen.

## Ärztliche Behandlung

Suchen Sie den Arzt auf, um sicherzugehen, dass Ihr Kind Ringelröteln hat. Eine medizinische Behandlung ist in der Regel nicht erforderlich.

## Was Sie selbst tun können

- Betupfen Sie den Ausschlag wenn nötig mit einem Mittel gegen Juckreiz, beispielsweise mit Lotio alba aus der Apotheke.
- Nach dem Auftreten des Ausschlags besteht vermutlich keine Ansteckungsgefahr mehr. Vorsichtshalber sollte Ihr Kind jedoch bis zum endgültigen Verblassen nicht mit Schwangeren in Kontakt kommen.

# Dreitagefieber

Die Erkrankung wird von einem Virus verursacht. Die Übertragung erfolgt beim Niesen, Husten oder Sprechen (Tröpfcheninfektion). Zwischen Ansteckung und Beginn des Dreitagefiebers liegen ein bis zwei Wochen. Meist sind Kinder im Alter zwischen sechs Monaten und zwei Jahren betroffen. Drei Tage vor Fieberbeginn bis zum Auftreten des Ausschlags ist die Krankheit ansteckend. Wer sie hatte, ist lebenslang immun.

> **Krankheitszeichen**
> - drei Tage lang hohes Fieber
> - anschließend mehrere Tage lang kleinfleckiger, roter Ausschlag ohne Fieber

Die Erkrankung beginnt mit plötzlich einsetzendem, hohem Fieber, das drei Tage lang anhält. Am vierten Tag ist das Kind innerhalb weniger Stunden fieberfrei, und es erscheint – hauptsächlich am Rumpf, manchmal auch auf den Armen und Beinen – ein kleinfleckiger, roter Ausschlag, der an leichte Masern erinnert. Dieser Ausschlag verschwindet meist nach zwei bis drei Tagen wieder. Das Allgemeinbefinden des Kindes ist während der Erkrankung relativ wenig beeinträchtigt. Danach kann es allerdings appetitlos und sehr unruhig sein. Das Dreitagefieber ist eine harmlose Erkrankung im frühen Kindesalter, die ohne Komplikationen verläuft. Wegen des schnellen Anstiegs der Körpertemperatur zu Beginn kann es lediglich in seltenen Fällen zu Fieberkrämpfen kommen.

*Zur Selbsthilfe bei einem Fieberkrampf lesen Sie bitte weiter auf Seite 149.*

## Ärztliche Behandlung

Um sicher zu sein, dass es sich wirklich um das Dreitagefieber handelt, sollten Sie mit Ihrem Kind auf jeden Fall den Arzt aufsuchen. Gegen das hohe Fieber kann er Zäpfchen verordnen, darüber hinaus ist keine medizinische Behandlung möglich und auch nicht nötig.

## Was Sie selbst tun können

- Senken Sie das Fieber ab 39 °C mit Wadenwickeln (> Seite 48) oder Fieberzäpfchen (nach Arztempfehlung). Neigt Ihr Kind allerdings zu Fieberkrämpfen, sollten Sie bereits bei 38,5 °C damit beginnen.
- Geben Sie Ihrem Kind reichlich zu trinken, da es durch das hohe Fieber schnell viel Flüssigkeit verliert. Das gilt insbesondere für Babys und Kleinkinder.

# Grippe

*Händekontakt spielt bei der Virenübertragung eine größere Rolle, als früher angenommen wurde. Deshalb sollten Sie ihn in Erkältungszeiten vermeiden, insbesondere wenn Ihr Kind noch sehr klein ist.*

Eine Grippe wird von Influenza-Viren ausgelöst, die durch Niesen, Husten oder Sprechen übertragen werden (Tröpfcheninfektion) und die Luftwege befallen. Häufig kommt es in den Wintermonaten zu regelrechten Grippewellen. Die Erkrankung ist bereits kurz vor dem Ausbruch bis eine Woche nach dem Ausbruch ansteckend; zwischen Ansteckung und Beginn der Krankheit liegen nur wenige Tage.

Ist eine Grippe überstanden, besteht ein Schutz gegen jenes Virus, das in diesem Fall die Erkrankung auslöste. Allerdings sind Grippeviren dafür bekannt, dass sie häufig ihre Eigenschaften und ihre äußere Form ändern. Bei einer nochmaligen Infektion sieht der Körper das Virus dann wieder als unbekannt an und hat erneut keine Abwehrmöglichkeiten dagegen.

Meist spricht man auch von einer Grippe, wenn man eigentlich eine Erkältung (> Seite 86 bis 88) meint. Mediziner unterscheiden jedoch streng zwischen dem grippalen Infekt (eben einer Erkältung) und der »echten« Grippe. Das ist sinnvoll, weil beide durch unterschiedliche Arten von Viren verursacht werden und sich in der Schwere des Krankheitsverlaufs erheblich unterscheiden. Grippeähnliche Symptome treten auch bei einer Frühsommer-Meningoenzephalitis (> FSME, Seite 71) auf.

### Krankheitszeichen
- plötzliches, hohes Fieber
- Husten und Schnupfen
- Kopfschmerzen
- Gliederschmerzen

Ihr Kind bekommt plötzlich hohes Fieber, Husten und Schnupfen. Außerdem klagt es über Kopfweh und starke Gliederschmerzen. Nach drei bis vier Tagen verschwindet das Fieber wieder; die übrigen Krankheitszeichen lassen innerhalb von sieben bis acht Tagen nach. Damit hat Ihr Kind die Grippe überstanden. Allerdings ist es sehr gut möglich, dass es eine Weile noch nicht so leistungsfähig ist wie gewohnt.

Wenn das Fieber nach drei bis vier Tagen nicht zurückgeht oder ein zweites Mal ansteigt, ist das ein Zeichen für eine Zweitinfektion mit Bakterien. Möglich sind eine Mittelohrentzündung (> Seite 75/76), eine Entzündung der Nasennebenhöhlen (> Seite 89), eine Bronchitis (> Seite 98 bis 100), eine Lungenentzündung (> Seite 107) oder seltener auch eine Gehirnhautentzündung (> Seite 85).

# Infektionskrankheiten

## Ärztliche Behandlung

Gehen Sie mit Ihrem Kind zum Arzt, wenn es länger als einen Tag hohes Fieber hat (39 °C oder mehr). Wenn es jünger als zwei Jahre alt ist oder zusätzlich Ohrenschmerzen, starken Husten oder einen steifen Nacken hat, sollten Sie sofort Ihren Arzt um Rat fragen.

Eine spezielle Behandlung der Grippe ist nicht möglich. Bei hohem Fieber wird der Arzt fiebersenkende Zäpfchen verordnen. Falls eine bakterielle Zweitinfektion entstanden ist, kann die Gabe eines Antibiotikums erforderlich sein.

## Was Sie selbst tun können

- Ausführliche Informationen über Tees, Wickel, Kopfdampfbäder und andere Mittel, die Sie bei Schnupfen und Husten Ihres Kindes anwenden können, finden Sie auf den Seiten 87/88 und 99.
- Während des Fiebers sollte Ihr Kind im Bett bleiben (> Seite 14).
- Senken Sie von 39 °C an die Temperatur mit Fieberzäpfchen oder Wadenwickeln (> Seite 48) nach Arztempfehlung.
- Geben Sie Ihrem Kind reichlich zu trinken. Bevorzugt sollten es natürlich warme Getränke wie Kräuter- oder Früchtetees sein, zur Abwechslung eventuell auch einmal eine heiße Schokolade. Bevor Ihr Kind jedoch überhaupt zu wenig Flüssigkeit zu sich nimmt, können Sie ihm einen stark verdünnten Saft (am besten in Bioqualität und natürlich nicht direkt aus dem Kühlschrank) anbieten.
- Nachdem das Fieber abgeklungen ist, sollte sich Ihr Kind noch etwa eine Woche schonen und keinen Sport treiben.

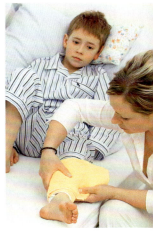

*Decken Sie Ihr Kind gut zu, nachdem Sie Wadenwickel angelegt haben. Es darf nicht frösteln oder gar frieren.*

**TIPP** Einen Teelöffel Lindenblüten (bei Kindern unter zwei Jahren und bei Fieber über 39 °C nur einen halben Teelöffel) mit 250 Milliliter kochendem Wasser übergießen, fünf Minuten ziehen lassen und abseihen. Ihr Kind sollte dreimal täglich eine Tasse lauwarmen Tee trinken, beim Baby der Flaschennahrung zugeben. Lindenblütentee regt den Stoffwechsel an und fördert das Schwitzen. Damit kann Ihr Kind die Krankheit schneller überwinden.

- Es gibt eine Grippe-Impfung, die allerdings jährlich wiederholt werden muss und sich immer nur gegen ein Influenza-Virus richtet. Empfohlen wird sie für alle Kinder mit angeborener Immunschwäche und gesundheitlicher Gefährdung wie chronische Atemwegserkrankungen oder Herz-Kreislauf-Erkrankungen.

VORBEUGEN

# KRANKHEITEN DES KINDES

## Mumps

Mumps (im Volksmund auch Ziegenpeter genannt) wird von einem Virus hervorgerufen, das durch Tröpfcheninfektion, also beim Niesen, Husten oder Sprechen, weitergegeben wird und zu einer schmerzhaften Schwellung der Speicheldrüsen führt. Meistens sind vor allem die Ohrspeicheldrüsen befallen. Zwischen Übertragung des Virus und Ausbruch der Erkrankung liegen in der Regel zwei bis drei Wochen. Eine Woche vor und zwei Wochen nach Beginn der Drüsenschwellung ist Mumps für andere Menschen ansteckend. Wer die Krankheit einmal durchgemacht hat, ist lebenslang immun. Zweiterkrankungen sind extrem selten.

### Krankheitszeichen
- Fieber
- Kopfschmerzen möglich
- schmerzhafte Schwellung vor dem Ohr (kann ein- oder beidseitig sein)
- Schmerzen beim Kauen und beim Öffnen des Mundes
- starke Bauchschmerzen möglich
- bei Jungen Schmerzen in den Hoden, bei Mädchen im Unterleib möglich

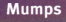

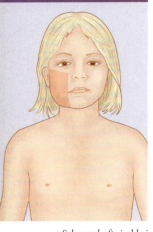

*Schmerzhaft sind bei Mumps vor allem die angeschwollenen Ohrspeicheldrüsen. Das Ohrläppchen steht durch die Schwellung meist etwas ab.*

Mumps beginnt meist mit leichtem Fieber, Müdigkeit, Appetitlosigkeit und leichten Kopfschmerzen. Das Kind fühlt sich nicht sehr krank. Dann bildet sich vor einem Ohr eine harte, schmerzhafte Schwellung, die bis zum Kieferwinkel reicht. Einige Tage danach schwillt häufig auch die andere Wange an. Jede Kopfbewegung, das Öffnen des Mundes, Kauen und Schlucken tun dem Kind sehr weh. Nach ungefähr acht bis zehn Tagen klingen die Beschwerden ab.

Bei einigen wenigen Kindern ist auch die Bauchspeicheldrüse erkrankt. Sehr heftige Bauchschmerzen sind die Folge. Bei älteren Buben (meist erst von der Pubertät an) kommt es manchmal zu einer schmerzhaften Entzündung der Hoden, die schlimmstenfalls zur Unfruchtbarkeit führen kann. Sehr selten sind bei älteren Mädchen auch die Eierstöcke betroffen. In diesem Fall treten Schmerzen im Unterleib auf.

Starke Kopfschmerzen, Nackensteifigkeit, Erbrechen, Berührungsempfindlichkeit und Benommenheit sind Zeichen für eine Gehirnhautentzündung (> Seite 85). In seltenen Fällen kann durch das Virus auch eine gefährliche Entzündung des Gehirns (Enzephalitis) ausgelöst werden.

Wenn das Fieber zunächst sinkt, dann aber erneut ansteigt, ist das in jedem Fall ein Hinweis darauf, dass nach der Mumpsinfektion eine weitere Erkrankung dazugekommen ist. Die Ursache des Fiebers muss unbedingt vom Arzt geklärt werden.

## Ärztliche Behandlung

Suchen Sie mit Ihrem Kind auf jeden Fall den Arzt auf, um sicherzugehen, dass es sich bei der Schwellung um Mumps handelt. Außerdem sollte unbedingt geklärt werden, ob eine der genannten Komplikationen vorliegt. Gegen die Schmerzen und das Fieber kann der Arzt bei Bedarf spezielle Zäpfchen verordnen.

## Was Sie selbst tun können

- Achten Sie darauf, dass Ihr Kind so lange die Bettruhe einhält, bis es kein Fieber mehr hat und beginnt, sich zu erholen.
- Bei einer Temperatur von 39 °C und mehr sollten Sie Wadenwickel (> Seite 48) machen oder nach Arztempfehlung Fieberzäpfchen geben.
- Bieten Sie Ihrem Kind möglichst fettarme, flüssige oder breiige Speisen an, die es am besten mit einem Strohhalm zu sich nimmt und nicht kauen muss, damit die Speicheldrüsen geschont werden.
- Geben Sie ihm keine säuerlichen Getränke, weil sonst die Speicheldrüsen vermehrt arbeiten müssen. Gut geeignet sind dagegen milde Kräutertees, die Sie mit Honig süßen können.
- Wischen Sie den Mund Ihres Kindes mehrmals täglich mit einem in Kamillentee getränkten Läppchen aus.
- Tränken Sie Watte oder weiche Leinenlappen mit warmem Olivenöl oder bestreichen sie diese mit warmem Schweineschmalz. Legen Sie sie dann auf die geschwollenen Partien und fixieren Sie sie mit einem Schal. Sie können Ihrem Kind auch eine handwarme, halb volle Wärmflasche geben, die es auf die dicke Wange legen kann, wenn ihm das angenehmer ist. Dieselbe Wirkung hat ein angewärmtes Kirschkernkissen.
- Bestrahlen Sie die Schwellungen mit einer Infrarotlampe; Ihr Kind sollte 30 bis 40 Zentimeter Abstand zur Lampe halten.
- Manche Kinder haben auch das Gefühl, dass ihnen Kälte guttut. Probieren Sie in diesem Fall einen kalten Wickel mit essigsaurer Tonerde aus, die Sie in der Apotheke erhalten.
- Einzig mögliche Vorbeugung gegen Mumps ist die Impfung (> Kombinationsimpfung mit Windpocken, Masern und Röteln, Seite 172). Sie erfolgt zum ersten Mal mit etwa einem Jahr und soll bis zum Ende des zweiten Lebensjahres wiederholt werden.

Bei Mumps kann sowohl ein warmer als auch ein kalter Umschlag helfen. Probieren Sie aus, was Ihrem Kind wohltut.

VORBEUGEN

# Pfeiffersches Drüsenfieber

Das Pfeiffersche Drüsenfieber wird durch ein Virus verursacht, das hauptsächlich über den Speichel übertragen wird (daher auch die Bezeichnung »Kusskrankheit«). Das Virus befällt vor allem die Lymphgewebe, zum Beispiel die Lymphknoten und die Mandeln. Der Zeitraum zwischen Ansteckung und dem Auftreten der ersten Krankheitssymptome beträgt etwa ein bis zwei Wochen. Wann Ansteckungsgefahr besteht, ist nicht genau bekannt. Wer das Pfeiffersche Drüsenfieber einmal durchgemacht hat, ist lebenslang dagegen immun.

> **Krankheitszeichen**
> - Müdigkeit und Abgeschlagenheit, möglicherweise über Wochen oder Monate
> - Fieber
> - Halsschmerzen
> - weißlich-gelbe Beläge auf den Mandeln
> - geschwollene, schmerzhafte Lymphknoten, vor allem am Hals
> - leichter Hautausschlag möglich
> - Bauchschmerzen möglich

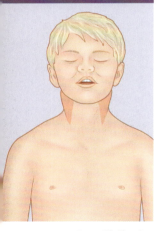

*Beim Pfeifferschen Drüsenfieber sind die Lymphknoten am Hals am stärksten geschwollen. Wenn man sie berührt, verursachen sie heftige Schmerzen.*

Die Erkrankung beginnt mit allgemeinem Unwohlsein, Müdigkeit, Abgeschlagenheit und häufig nur leichtem Fieber. Dann kommt es zu Halsschmerzen, und auf den Mandeln bilden sich weißlich-gelbe Beläge. Das Fieber steigt, und das Krankheitsgefühl nimmt zu. Die Lymphknoten schwellen an, vor allem in der Halsregion, aber auch in den Achselhöhlen und den Leisten. Bei Berührung sind sie sehr schmerzhaft. Manchmal tritt ein flüchtiger Hautausschlag auf. Manche Kinder klagen bei Pfeifferschem Drüsenfieber auch über Bauchschmerzen. Diese Schmerzen werden verursacht durch eine Vergrößerung von Milz und Leber, die bei der Erkrankung auftreten kann.

Meist klingen die Symptome des Pfeifferschen Drüsenfiebers innerhalb von zehn bis vierzehn Tagen wieder ab. Häufig sind die Kinder allerdings noch Wochen bis Monate danach müde und abgeschlagen. Bis Ihr Kind wieder richtig bei Kräften ist, kann es sehr lange dauern. Deshalb verlangt die Krankheit allen Beteiligten oft viel Geduld ab.

Das Pfeiffersche Drüsenfieber kann unterschiedlich stark ausgeprägt verlaufen. Manchmal kommt es lediglich zu leichtem Fieber, oder es treten trotz Ansteckung keine Symptome auf.

# Infektionskrankheiten

Auch zusätzliche bakterielle Infektionen der Atemwege sind bei Pfeifferschem Drüsenfieber möglich. In seltenen Fällen kann es außerdem zu einer Entzündung der Gehirnhaut (> Seite 85), des Herzens oder der Nieren oder zu schweren Blutveränderungen kommen.

## Ärztliche Behandlung

Gehen Sie mit Ihrem Kind auf jeden Fall zum Arzt, wenn es geschwollene Lymphknoten mit oder ohne Fieber oder Halsschmerzen hat. Durch eine Blutuntersuchung (Veränderung der weißen Blutkörperchen) kann festgestellt werden, ob es sich um das Pfeiffersche Drüsenfieber handelt.
Eine spezielle Therapie der Erkrankung ist nicht möglich. Bei hohem Fieber kann der Arzt Fieberzäpfchen, bei einer bakteriellen Zweitinfektion wird er ein Antibiotikum verordnen.

*Bei jedem länger anhaltenden Fieber mit Hals- oder Bauchschmerzen besteht ein Verdacht auf Pfeiffersches Drüsenfieber.*

## Was Sie selbst tun können

- Solange Ihr Kind Fieber hat, sollte es auf jeden Fall im Bett bleiben. Danach ist zwar eine strenge Bettruhe nicht mehr nötig, doch sollte Ihr Kind sich immer wieder ausruhen.
- Senken Sie hohes Fieber – von 39 °C an – mit Wadenwickeln (> Seite 48) oder Zäpfchen.
- Geben Sie Ihrem Kind reichlich zu trinken und leicht verdauliche Kost (> Seite 12/13).
- Halsschmerzen können Sie mit Wickeln und regelmäßigem Gurgeln lindern. Bewährte Hausmittel, die Ihrem Kind helfen können, finden Sie auf Seite 57 und im Tipp-Kasten auf dieser Seite.
- Achten Sie darauf, dass sich Ihr Kind so lange schont, bis es sich wieder richtig fit fühlt; sprechen Sie mit Ihrem Arzt darüber, wann es wieder Sport treiben sollte.

**TIPP** Bestreichen Sie ein Küchenhandtuch in der Mitte etwa einen halben Zentimeter dick mit zimmerwarmem Quark und falten Sie die Längsseiten des Tuches darüber. Legen Sie Ihrem Kind diese »Packung« vorsichtig an (die untere Seite mit einfacher Stofflage zum Hals) und wickeln Sie einen Wollschal darüber, etwa zwei Stunden wirken lassen. Danach den Hals einige Zeit gleichmäßig warm halten. Falls Ihr Kind fröstelt, sollten Sie keinen Quarkwickel anwenden! Aber Achtung: Ist Ihr Kind Kuhmilchallergiker und neigt zu Ekzemen, sollten Sie keinen Quarkwickel anlegen, weil es ihn möglicherweise nicht verträgt.

# Diphtherie

Wegen der hohen Ansteckungsgefahr sollten möglichst alle Personen untersucht und mit Antibiotika behandelt werden, die mit dem kranken Kind Kontakt hatten.

Diphtherie wird durch Bakterien verursacht, die beim Niesen, Husten oder Sprechen übertragen werden (Tröpfcheninfektion). Sie befallen vor allem die Schleimhäute des Rachens, des Kehlkopfs und bei Säuglingen auch die der Nase. Der von den Bakterien produzierte Giftstoff kann zu schweren, sogar lebensbedrohlichen Erkrankungen anderer Organe führen. Ansteckend ist Diphtherie vom Ausbruch bis zu dem Zeitpunkt, an dem keine Bakterien mehr nachweisbar sind. Die Erkrankung beginnt ein bis drei Tage nach der Ansteckung.

### Krankheitszeichen
- Husten und Schnupfen, leichtes Fieber
- Halsschmerzen und Schluckbeschwerden
- graugelbe Beläge auf den Mandeln und auf der Rachenwand
- faulig-süßlicher Mundgeruch
- stark geschwollene Lymphknoten am Hals
- Atemnot

Zu Beginn hat das Kind leichtes Fieber mit Halsschmerzen und Schluckbeschwerden. Auf den Mandeln, möglicherweise auch auf der Rachenwand, entstehen dicke, graugelbe Beläge. Auffällig ist der faulig-süßliche Mundgeruch. Ist der Kehlkopf befallen, dann hat das Kind einen trockenen, bellenden Husten und ist heiser. Durch die zunehmende Verengung der Atemwege gerät es in Atemnot. Wenn die Nase mit betroffen ist, entsteht eitrig-blutiger Schnupfen. Diphtherie kann zur lebensbedrohlichen Krankheit werden. Neben einer Reihe anderer Komplikationen kann eine äußerst gefährliche Entzündung des Herzmuskels auftreten.

## Ärztliche Behandlung
Suchen Sie bereits beim leisesten Verdacht den Arzt auf – schnelle Hilfe kann lebensrettend sein! Ist Ihr Kind an Diphtherie erkrankt, wird ihm in der Klinik ein Gegengift gespritzt und ein Antibiotikum gegeben.

## Was Sie selbst tun können

VORBEUGEN

- Gehen Sie mit Ihrem Kind sofort zum Arzt, wenn es eine Halsentzündung mit eitrigen Belägen hat.
- Einziger Schutz ist die Impfung (> Seite 171). Sie ist vom Babyalter an möglich, Auffrischimpfungen alle zehn Jahre sind sinnvoll.

# Infektionskrankheiten

# Erkrankungen durch Zeckenstiche

Die wichtigsten von Zecken auf den Menschen übertragbaren Krankheiten sind die Lyme-Borreliose (> Seite 70) und die Frühsommer-Meningoenzephalitis (meist abgekürzt FSME genannt; > Seite 71). Mit ersterer kann man sich theoretisch überall, wo Zecken leben, infizieren, mit letzterer nur in bestimmten Gebieten. In beiden Fällen sind die gesundheitlichen Schäden bei einem Teil der Erkrankten schwer und lang andauernd. Deswegen sollten Sie einige Verhaltensregeln beachten, um Zeckenstiche zu vermeiden und gegebenenfalls eine Zecke auf die richtige Art entfernen.

## Schützen Sie Ihr Kind

Ziehen Sie Ihrem Kind feste Schuhe und Kniestrümpfe, lange Hosen und langärmelige Hemden an, wenn es im Garten, auf der Wiese oder im Wald spielt. Günstig ist Kleidung aus glatten Materialien. Verwenden Sie eine Lotion oder ein Spray als Insektenschutz. Erkundigen Sie sich aber vorher genau, welche Produkte eine nachgewiesene Wirkung gegen Zecken haben und wie lang die Wirkung anhält. Auch natürliche Hautschutzmittel aus einer Mischung ätherischer Öle sind in der Apotheke erhältlich. Eine besondere Wirkung als Abwehrmittel wird Kombinationen aus Schwarzkümmel, Lavendel und Teebaumöl zugeschrieben, die Sie in naturheilkundlichen Apotheken kaufen können.

Wenn Ihr Kind draußen war, sollten Sie abends den ganzen Körper nach Zecken absuchen; besonders sorgfältig den Kopf und gut durchblutete Körperstellen mit warmer, weicher Haut!

## So entfernen Sie eine Zecke

Grundsätzlich gilt: Eine Zecke muss so schnell wie möglich beseitigt werden. Dazu setzen Sie eine gut schließende, nach innen gebogene Pinzette möglichst nah an der Haut an und ziehen das Tier mit einer leichten Drehbewegung heraus. Es darf kein Rest des Zeckenkopfes stecken bleiben. Desinfizieren Sie die Stelle mit Alkohol (70-prozentig, aus der Apotheke). Versuchen Sie nicht – wie früher gerne geraten –, die Zecke mit Öl, Creme oder Klebstoff zu ersticken! Sollte doch ein Teil des Tieres in der Haut geblieben sein, sollten Sie mit Ihrem Kind zum Arzt gehen.

Bewahren Sie die tote Zecke auf jeden Fall auf. Wenn Ihr Kind in den nächsten Wochen Krankheitszeichen zeigt und der begründete Verdacht besteht, dass es an der Lyme-Borreliose (> Seite 70) erkrankt ist, kann anhand einer speziellen Untersuchung festgestellt werden, ob die Zecke mit den Bakterien, die die Erkrankung auslösen, infiziert war.

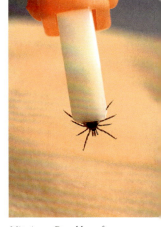

*Mit einem Druckknopf lassen sich die präzisen Greifarme der Zeckenzange öffnen, die Sie am Körper ansetzen. Lassen Sie den Druckknopf los und ziehen oder drehen Sie die Zecke vorsichtig heraus.*

## KRANKHEITEN DES KINDES

# Lyme-Borreliose

*Die wesentlich bekanntere »Zeckenkrankheit« ist FSME (rechte Seite), doch die im Vergleich häufigere Infektion ist die Lyme-Borreliose.*

Die Krankheit wird von Bakterien verursacht, die durch einen Zeckenstich auf den Menschen übertragen werden können. Das Vorkommen der Bakterien ist nicht auf einzelne Regionen beschränkt; in Mitteleuropa finden sie sich im Blut etwa jeder fünften Zecke.

### Krankheitszeichen
- erste Phase: meist ringförmige Rötung rund um den Zeckenstich (Wanderröte), grippeähnliche Symptome, starke Kopfschmerzen
- zweite Phase: möglich sind psychische Veränderungen, Zeichen einer Gehirnhautentzündung wie Kopfschmerzen, Nackensteifigkeit, hohes Fieber, Erbrechen, eine Lähmung im Gesicht, Herzbeschwerden, Gelenkschmerzen
- dritte Phase: vor allem starke rheumatische Beschwerden

Ein bis sechs Wochen nach dem Zeckenstich tritt meist eine kleine Rötung auf, die sich in den nächsten Tagen kreisförmig vergrößert und dabei in der Mitte wieder abblasst. Sie kann jucken oder brennen, häufig kommen Kopf- und Gliederschmerzen oder leichtes Fieber hinzu. Meist verschwindet die Rötung nach einigen Wochen, kann aber mehrmals wieder auftauchen. Danach kann es zu psychischen Veränderungen, einer Gehirnhautentzündung (> Seite 85), Herzrhythmusstörungen und Gelenkschmerzen kommen. Viel später, oft erst nach Monaten oder Jahren, können Entzündungen der Gelenke mit starken rheumatischen Beschwerden auftreten.

## Ärztliche Behandlung

Wenn Sie den Verdacht auf einen Zeckenstich haben, sollten Sie mit Ihrem Kind sofort zum Arzt gehen. Handelt es sich um eine Lyme-Borreliose, wird er ein Antibiotikum verordnen. Dadurch kann der Krankheitsverlauf wesentlich gemildert werden. Eventuell muss Ihr Kind in der Klinik mit Antibiotikum-Infusionen behandelt werden.

## Was Sie selbst tun können

**VORBEUGEN**

- Da der größte Teil der Bakterien erst am Ende einer »Zeckenmahlzeit« in die Wunde gelangt, ist es besonders wichtig, die Zecke möglichst früh zu entfernen und aufzubewahren (> Seite 69).
- Wenn Ihr Kind auf der Wiese oder im Wald spielt, sollten Sie es so gut wie möglich schützen (> Seite 69).

# Frühsommer-Meningoenzephalitis

Die Frühsommer-Meningoenzephalitis (abgekürzt FSME) wird von einem Virus verursacht, das durch einen Zeckenstich auf den Menschen übertragen werden kann. In Endemiegebieten (Regionen, in denen Infektionskrankheiten auftreten) ist ein Teil der Zecken infiziert.

> **Krankheitszeichen**
> - erste Phase: Kopf-, Gliederschmerzen und Fieber, ähnlich wie bei einer Grippe
> - zweite Phase: stärkste Kopfschmerzen und Nackensteifigkeit, hohes Fieber, Erbrechen, Benommenheit
> - Lähmungen und Krampfanfälle möglich

Fünf Tage bis zwei Wochen nach dem Zeckenstich kommt es zunächst zu grippeähnlichen Symptomen wie Abgeschlagenheit, Kopf- und Gliederschmerzen sowie leichtem Fieber. Oft stellt sich bereits nach wenigen Tagen eine deutliche Besserung ein, und in den meisten Fällen ist damit die Krankheit überstanden. Es können jedoch auch plötzlich heftigste Kopfschmerzen mit hohem Fieber, Nackensteifigkeit und Erbrechen auftreten. Schwere Funktionsstörungen des Nervensystems, die sich in Benommenheit, Lähmungen und Krampfanfällen zeigen, können hinzukommen.

*Aktuelle Angaben zu den Endemiegebieten von FSME werden regelmäßig veröffentlicht; fragen Sie danach bei Ihrem Hausarzt oder beim Gesundheitsamt.*

## Ärztliche Behandlung

Fragen Sie Ihren Arzt, ob die Gefahr besteht, dass Ihr Kind nach dem Zeckenstich FSME bekommt. Bis zu drei Tagen danach ist noch eine Impfung möglich, die die Erkrankungsgefahr herabsetzt. Gehen Sie mit Ihrem Kind außerdem sofort zum Arzt, wenn es nach einem Zeckenstich Fieber bekommt. Behandelt werden können allerdings lediglich die Symptome der Erkrankung. Sollten lebenswichtige Körperfunktionen beeinträchtigt sein, muss Ihr Kind intensivmedizinisch behandelt werden.

## Was Sie selbst tun können

- Entfernen Sie eine Zecke schnellstens (> Seite 69) und beobachten Sie Ihr Kind in der nächsten Zeit genau. Achten Sie darauf, ob es Fieber oder Kopfschmerzen bekommt.
- Schützen Sie Ihr Kind, wenn es auf der Wiese oder im Wald spielt (> Seite 69). Eine Impfung gegen FSME ist empfehlenswert, wenn Sie in einem Endemiegebiet (> oben) wohnen oder dort Urlaub machen.

**VORBEUGEN**

# KRANKHEITEN DES KINDES

# Rund um den Kopf

## Bindehautentzündung

*Eine Bindehautentzündung kann auch bei Masern (> Seite 52) auftreten.*

Die Bindehaut des Auges kann sich durch Viren oder Bakterien, aber auch durch Reize wie Rauch, starkes Sonnenlicht und Wind, durch Kontakt mit Pflanzenpollen oder Chlorwasser (in Schwimmbädern) entzünden. Auch ein Fremdkörper im Auge, etwa ein Sandkorn, kann die Ursache sein.

> **Krankheitszeichen**
> - Augen sind gerötet, jucken, brennen
> - Lichtempfindlichkeit
> - gelbliches Sekret wird abgesondert, vermehrter Tränenfluss

Bei einer leichten Bindehautentzündung jucken die Augen zunächst. Bei stärkerer Reizung kommt es zu stechenden, brennenden Schmerzen; die Augen tränen und sind lichtempfindlich, und die Lider schwellen an. Vor allem bei Infektionen wird ein gelbliches Sekret abgesondert, das eventuell eintrocknet und die Augen verklebt.

### Ärztliche Behandlung

Eine leichte Bindehautentzündung verschwindet häufig von selbst schnell wieder. Wenn die Beschwerden nach einem Tag nicht nachlassen, sollten Sie allerdings den Arzt aufsuchen. Gehen Sie aber unbedingt sofort zum Arzt, wenn Sie vermuten, dass Ihr Kind einen Fremdkörper im Auge hat. Bei einer allergischen oder einer bakteriellen Bindehautentzündung kann der Arzt jeweils spezielle Augentropfen verordnen.

### Was Sie selbst tun können

- Wenn Ihr Kind gelbliches Sekret in den Augen hat, waschen Sie dieses vorsichtig mit einem in lauwarmes Wasser getauchten Leinenläppchen in Richtung Nase heraus. Benutzen Sie dafür jedes Mal ein frisches Läppchen.
- Setzen Sie Ihr Kind nicht dem grellen Sonnenlicht aus, wenn es an einer Bindehautentzündung leidet. Lassen Sie es eine Sonnenbrille tragen (mit Gläsern, die UV-Licht absorbieren).
- Falls Ihr Kind die Entzündung aufgrund einer Chlorallergie bekommt, sollten Sie mit ihm in ein Ozon-Schwimmbad gehen.

# Gerstenkorn

Das Gerstenkorn entsteht meistens durch eine bakterielle Infektion der Talg- oder Schweißdrüsen im Augenlid. Zunächst bildet sich eine schmerzhafte rötliche Schwellung, dann entsteht darauf allmählich ein gelblicher Eiterherd, der nach einigen Tagen aufbrechen kann.

> **Krankheitszeichen**
> - eine schmerzhafte, rötliche Schwellung am Augenlid, auf der sich allmählich ein gelblicher Eiterherd bildet

## Ärztliche Behandlung

Um zu klären, ob die Entzündung für das Auge gefährlich werden kann, sollten Sie den Arzt aufsuchen. Er kann eine antibiotische Salbe verschreiben oder Ihr Kind zum Augenarzt überweisen, falls die Eiterung eröffnet werden muss.

## Was Sie selbst tun können

- Versuchen Sie auf keinen Fall, das Gerstenkorn auszudrücken, da der abfließende Eiter dann über die entstehende Wunde ins Blut und damit in den Körper gelangen kann.
- Beschleunigen Sie den Austritt des Eiters, indem Sie das Auge mit Infrarotlicht bestrahlen. Lassen Sie Ihr Kind 30 bis 40 Zentimeter Abstand zur Lampe halten und bleiben Sie wegen der Verbrennungsgefahr bei ihm. Ihr Kind kann die Augen dabei nach Belieben offen oder geschlossen halten.

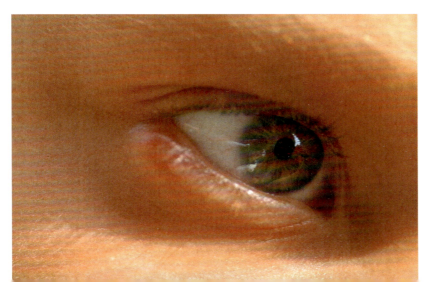

*Ein Gerstenkorn ist unangenehm und tut weh. Dennoch darf Ihr Kind nicht kratzen oder drücken. Legen Sie gleich, wenn sich das Gerstenkorn gebildet hat, feuchte, kalte Leinenläppchen auf das Auge.*

# Fehlsichtigkeit

*Wenn Sie selbst einen Sehfehler hatten oder haben, aber auch wenn Ihr Kind eine Frühgeburt ist, besteht ein stark erhöhtes Risiko, dass es einen Sehfehler hat oder entwickeln wird.*

Wenn Ihr Kind in einem bestimmten Entfernungsbereich ein nur unscharfes Bild sieht, leidet es unter einer Fehlsichtigkeit. Ursache dafür sind ein relativ zu langer oder zu kurzer Augapfel oder eine verkrümmte Hornhaut. Möglich sind Kurzsichtigkeit, bei der es nur klar sieht, was in der Nähe ist, Weitsichtigkeit, bei der umgekehrt erst ein scharfes Bild entsteht, wenn es in größere Entfernung schaut, und Stabsichtigkeit (Astigmatismus), bei der es nur mit einer Art Verzerrung sehen kann, sodass zum Beispiel Punkte als unscharfe Linien erscheinen.

Bei einer Farbfehlsichtigkeit kann Ihr Kind einzelne Farben nur unzureichend oder gar nicht wahrnehmen. Am weitesten verbreitet ist die Rotgrünblindheit, vor allem bei Jungen. Wenn Ihr Kind schielt, stehen seine Augen nicht parallel und es sieht eventuell Doppelbilder. Ursache ist in diesem Fall meist eine Fehlfunktion der Augenmuskeln.

### Typische Zeichen
- beim Baby: vorgehaltene Gegenstände werden nicht mit den Augen verfolgt
- beim Kind: alles, was es anschauen will, wird nah an die Augen gehalten, es setzt sich dicht an den Fernseher
- die Augen werden häufig zusammengekniffen und gerieben
- es stolpert oft und stößt an, greift daneben
- es klagt über Kopfschmerzen und Müdigkeit, zeigt keine guten Schulleistungen
- schielen: nicht parallel stehende Augen

## Ärztliche Behandlung

Wenn Sie vermuten, dass Ihr Kind schlecht sieht, sollten Sie sofort zum Arzt gehen. Kurz-, Weit- und Stabsichtigkeit müssen bereits beim Baby durch Brillen mit Kunststoffgläsern korrigiert werden. Bei älteren Kindern ist auch der Einsatz von Kontaktlinsen möglich. Schielt Ihr Kind, so wird meist das normalsichtige Auge eine Weile abgedeckt, um das andere Auge zu trainieren. In seltenen Fällen ist eine Operation nötig.

## Was Sie selbst tun können

Nutzen Sie die Vorsorgeuntersuchungen (> Seite 168/169), denn dabei werden Sehstörungen früh entdeckt und können behandelt werden.

# Mittelohrentzündung

Häufig entsteht eine Mittelohrentzündung im Zusammenhang mit einer Erkältung (> Seite 86 bis 88) oder Grippe (> Seite 62/63), aber auch mit einer Masernerkrankung (> Seite 52/53).
Die Erreger gelangen durch den Verbindungsgang zwischen Ohr und Nasen-Rachen-Raum, die sogenannte Ohrtrompete, ins Mittelohr und verursachen dort eine Entzündung mit Eiterbildung. Die Ohrtrompete ist bei Kindern noch so eng, dass sie bereits durch kleinere Entzündungen zuschwellt. Dadurch können Eiter und Entzündungsflüssigkeit nicht mehr aus dem Mittelohr abfließen.

> **Krankheitszeichen**
> - sehr starke Ohrenschmerzen
> - Fieber
> - dumpfes Gefühl auf dem Ohr, Schwerhörigkeit

Kinder mit einer Mittelohrentzündung klagen häufig plötzlich über starke, stechende, manchmal auch pochende Schmerzen im Ohr. Sie haben meist hohes Fieber (39 bis 40 °C) und sind sehr unruhig. Manche haben auch ein dumpfes Gefühl auf dem betroffenen Ohr oder hören schlechter als sonst. Kleinere Kinder, die noch nicht genau sagen können, dass ihnen das Ohr wehtut, jammern manchmal über Bauchschmerzen. Babys zupfen sich immer wieder am Ohr, sind weinerlich, trinken schlecht und haben meistens Fieber. In vielen Fällen platzt das Trommelfell (Trommelfellperforation) unbemerkt, und der aufgestaute Eiter läuft aus dem Ohr heraus. Das Kind hat dann schlagartig keine Schmerzen mehr, da der Druck im Mittelohr abklingt. Das Trommelfell schließt sich innerhalb weniger Tage von selbst.

## Ärztliche Behandlung

Bei Verdacht auf eine Mittelohrentzündung sollten Sie mit Ihrem Kind sofort zum Arzt gehen, denn wenn die Erkrankung verschleppt wird, kann sich die Entzündung unter anderem auf benachbarte Knochen oder die Gehirnhäute (> Seite 85) ausdehnen. Außerdem kann sie chronisch werden, zu Schwerhörigkeit und dadurch zu einer Verzögerung der Sprachentwicklung führen. Der Arzt kann Nasentropfen verordnen, die abschwellend auf die Ohrtrompete wirken, und wenn nötig, auch ein Antibiotikum, etwa wenn die Gefahr besteht, dass sich der Knochen, der das Mittelohr umgibt, entzündet. Falls die Schmerzen sehr stark sind, wird er spezielle Zäpfchen verschreiben.

*Ohrentropfen helfen nicht, da sie nur im äußeren Gehörgang, also vor dem Trommelfell, wirken können. Die Mittelohrentzündung sitzt jedoch hinter dem Trommelfell.*

Wenn die Flüssigkeit im Ohr nicht von allein abfließt oder Ihr Kind unter ständig wiederkehrenden Mittelohrentzündungen leidet, ist es manchmal notwendig, die Rachenmandel (> Seite 92) zu entfernen. Außerdem wird manchmal ein kleiner Schnitt ins Trommelfell gemacht und für längere Zeit ein Röhrchen zum Freihalten der Öffnung eingelegt.

## Was Sie selbst tun können

- Lassen Sie Ihr Kind auf einem etwas erhöhten Kopfkissen auf der Seite und mit dem kranken Ohr nach oben schlafen. So können Eiter und Sekret besser abfließen.
- Um zu fördern, dass das Ohr frei wird, können Sie auch Kopfdampfbäder und Zwiebelwickel machen (unten).
- Manche Kinder neigen zu Mittelohrentzündungen, die sich aber in vielen Fällen vermeiden lassen, wenn Sie schon bei den allerersten Anzeichen konsequent einen Zwiebelwickel anwenden.

**VORBEUGEN**

- Sobald sich ein Schnupfen ankündigt, sollten Sie die Atemwege Ihres Kindes und damit auch die Ohrtrompete mit Hilfe von Kopfdampfbädern (unten) oder abschwellenden Nasentropfen (zum selbst Herstellen > Seite 23) freihalten.

**Bewährte Hausmittel**

### • Kopfdampfbad bei Mittelohrentzündung

Übergießen Sie einen Esslöffel Koch- oder Meersalz in einer Schüssel mit zwei Litern kochendem Wasser. Lassen Sie Ihr Kind den Kopf darüberbeugen und möglichst durch die Nase atmen. Ein Handtuch über Kopf und Schultern verstärkt die Wirkung. Vorsicht: Lassen Sie Ihr Kind wegen der Verbrühungsgefahr nicht allein.

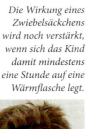

*Die Wirkung eines Zwiebelsäckchens wird noch verstärkt, wenn sich das Kind damit mindestens eine Stunde auf eine Wärmflasche legt.*

### • Zwiebelwickel

Durch die freiwerdenden ätherischen Öle der Zwiebel kommt es zu einer Durchblutungssteigerung im Ohr, die dazu führt, dass Schmerzen sehr schnell gelindert und die Entzündung gehemmt wird.

Schneiden Sie dazu eine rohe Zwiebel in kleine Würfel oder Ringe und wickeln Sie sie in ein Taschentuch oder ein dünnes Baumwolltuch. Das Ganze formen Sie als Säckchen oder als eine Art Rolle, legen es auf das entzündete Ohr Ihres Kindes und fixieren es mit einem Stirnband oder einem Schal. Sie können den Wickel bis zu einer Stunde am Ohr lassen und ihn dreimal täglich anwenden. Der Wickel sollte bis hinter das Ohr reichen. Er hilft noch besser, wenn Sie eine warme Wärmflasche darauflegen (bitte vorher die Temperatur überprüfen!) weil sich dadurch die ätherischen Öle der Zwiebel noch intensiver entfalten können.

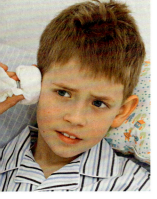

# Schwerhörigkeit

Gutes Hörvermögen ist von enormer Wichtigkeit. Ist ein Kind schwerhörig oder kann nicht hören, lernt es ohne Förderung nur verzögert oder überhaupt nicht sprechen und bleibt in seiner geistigen und seelischen Entwicklung zurück. Es kann keinen normalen Kontakt zu seiner Umwelt aufbauen und vereinsamt.

> **Krankheitszeichen**
> - Reaktion auf Geräusche und Ansprache erst bei höherer Lautstärke
> - Verzögerung der Sprachentwicklung
> - ältere Kinder (vier bis fünf Jahre): Äußerungen werden erst bei (lauterer) Wiederholung verstanden; häufiges Nachfragen

Bereits Ihr Baby sollte eine Reaktion auf Geräusche, etwa das Läuten des Telefons, zeigen. Auch wenn Ihr Kleinkind in seiner Sprachentwicklung weit zurückliegt, kann eine Hörstörung die Ursache sein. Bei einem älteren Kind müssen Sie aufmerksam werden, wenn es häufig Dinge erst nach wiederholter Äußerung versteht oder ständig nachfragt, was gesagt wurde.

*Stellen Sie sich unbemerkt hinter Ihr Kind und sprechen Sie es leise an, so können Sie sein Hörvermögen testen.*

## Ärztliche Behandlung

Gehen Sie baldmöglichst zum Arzt, wenn Sie aus irgendeinem Grund das Gefühl haben, dass Ihr Baby oder Ihr Kind schlecht hört, ebenso wenn in Ihrer Familie Hörstörungen bekannt sind. Neben den routinemäßigen Hörtests bei den Vorsorgeterminen (> Seite 168/169) kann der Arzt bei Verdacht auf eine Schwerhörigkeit auch speziellere Untersuchungen vornehmen. Manchmal ist nur ein Ohrenschmalzpfropf, etwas Flüssigkeit im Ohr nach einer Mittelohrentzündung (>Seite 75/76) oder eine vergrößerte Rachenmandel (> Seite 92) die Ursache.

Hört Ihr Kind tatsächlich schlecht, so ist es sehr wichtig, möglichst früh – das heißt, bestenfalls bereits im Babyalter – mit einer Behandlung zu beginnen. Schon beim Neugeborenen kann ein spezielles Hörgerät eingesetzt werden, das auch dann noch Verbesserungen bringt, wenn Ihr Kind nur wenig eigenes Hörvermögen hat. In einem solch schweren Fall muss Ihr Kind frühzeitig logopädisch (sprachtherapeutisch) betreut werden.

## Was Sie selbst tun können

Gehen Sie regelmäßig zu den Vorsorgeterminen. Bei diesen Untersuchungen wird auch das Hörvermögen Ihres Kindes getestet.

# Faulecken

Als Faulecken werden Entzündungen an den Mundwinkeln bezeichnet. Häufig handelt es sich dabei um eine kombinierte Infektion mit Bakterien und Pilzen. Außerdem können langes Nuckeln am Schnuller oder Allergien Faulecken hervorrufen. Bisweilen sind sie auch Hinweis auf eine sehr schwach ausgeprägte Neurodermitis (> Seite 132/133). Auch Eisenmangel kann die Ursache sein (> Seite 163).

### Krankheitszeichen
- Einrisse, nässende Rötungen an den Mundwinkeln
- gelblich-schmierige Krusten

Ihr Kind hat ständig eingerissene Mundwinkel, die gerötet, nässend und sehr schmerzhaft sein können. Da die Wunden beim Sprechen und Essen immer wieder aufreißen, heilen Faulecken sehr schlecht.

## Ärztliche Behandlung

Wenn die Faulecken nicht innerhalb von zwei bis drei Wochen abgeheilt sind, sollten Sie mit Ihrem Kind zum Arzt gehen, der feststellt, ob eine Infektion mit Krankheitskeimen vorliegt. In diesem Fall verordnet er spezielle Cremes, die gegen Bakterien oder Pilze wirken. Falls bei Ihrem Kind Eisenmangel vorliegt, kann der Arzt Eisenpräparate und eventuell einige Veränderungen der Ernährung empfehlen.

## Was Sie selbst tun können

Betupfen Sie die Stellen mehrmals täglich mit Kamillenlösung.

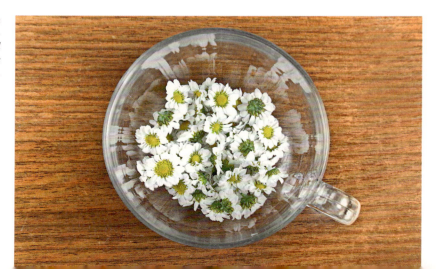

*Kamille äußerlich angewandt wirkt entzündungshemmend und fördert die Wundheilung.*

# Mundfäule

Die Erkrankung wird vom Virus Herpes simplex ausgelöst, das durch Tröpfchen- oder Schmierinfektion übertragen wird. Die meisten Kinder infizieren sich bereits sehr früh, ohne irgendwelche Krankheitszeichen zu haben. Vor allem bei Ein- bis Dreijährigen kann es jedoch zur Mundfäule kommen. Darüber hinaus kann das Virus monate- bis jahrelang im Körper ruhen und bei geschwächter Abwehrkraft (etwa während eines Infektes oder bei Überanstrengung) immer wieder in Form von Herpesbläschen, meist als Fieberbläschen an der Lippe (> Seite 80), in Erscheinung treten.

### Krankheitszeichen
- hohes Fieber
- gerötete, geschwollene Mundschleimhaut
- darauf Bläschen, die aufplatzen und kleinste, äußerst schmerzhafte, weißlich-gelb belegte Wunden hinterlassen
- Mundgeruch

Das Kind entwickelt hohes Fieber, und auf der geröteten, stark geschwollenen Mundschleimhaut entstehen zahlreiche Bläschen. Sie platzen auf und hinterlassen kleinste Wunden, die mit weißlich-gelben Belägen bedeckt sind. Außerdem können auch an den Lippen und um den Mund herum Bläschen auftreten. Wenn sie platzen, entstehen gelbliche Krusten. Die Wunden im Mund sind äußerst schmerzhaft, sodass vor allem Säuglinge und jüngere Kinder jegliches Trinken oder Essen verweigern. Innerhalb von zehn bis zwölf Tagen heilen die Wunden ohne Narben ab.

*Geben Sie Ihrem Kind nur weiche, leicht rutschende Speisen, wie Kartoffelbrei, Joghurt, Pudding oder Grießbrei und zum Nachtisch leicht zerlaufenes Eis – das lindert die Schmerzen und hebt die Laune.*

## Ärztliche Behandlung

Gehen Sie auf jeden Fall zum Arzt. Wenn Ihr Kind schlecht oder gar nicht trinkt oder isst, muss es eventuell eine Infusion bekommen, um den Flüssigkeits- und Mineralienverlust auszugleichen. Außerdem kann der Arzt eine desinfizierende, schmerzlindernde Lösung, ein Gel sowie Schmerzzäpfchen verordnen. Sind die Herpesbläschen sehr zahlreich, wird er für Ihr Kind möglicherweise auch einen Saft gegen die Viren verschreiben.

## Was Sie selbst tun können

- Bieten Sie Ihrem Kind immer wieder zimmerwarme, milde Getränke an (keine Fruchtsäfte, da die Säure auf den Geschwüren brennt), wenn möglich über einen Strohhalm. Kamillentee ist wegen seiner Wunden heilen-

# KRANKHEITEN DES KINDES

den, desinfizierenden Wirkung besonders gut geeignet. Denselben Zweck erfüllt Salbeitee, der allerdings bei Kindern nicht so beliebt ist, weil er etwas bitter schmeckt. Auch leichte Brühen sind geeignet.

- Pinseln Sie nach jeder Mahlzeit den Mund des Kindes vorsichtig mit einem Wattestäbchen aus, das Sie in Nelkenöl getunkt haben.

## Fieberbläschen (Herpes labialis)

Fieberbläschen entstehen, wenn eine ruhende Herpes-Infektion (> Mundfäule, Seite 79) wieder aufbricht. Insbesondere nach Infekten, bei Überanstrengung, aber auch bei starker Sonneneinstrahlung kann das Virus immer wieder aktiviert werden. Die Folge sind die typischen Herpesbläschen.

*Auch wenn es schwerfällt: Ihr Kind sollte auf keinen Fall die Bläschen aufdrücken oder die Krusten abkratzen.*

### Krankheitszeichen
- schmerzhafte Bläschen und gelbliche, teils nässende Krusten im Bereich der Lippen
- Juckreiz möglich

Manchmal können sich die Herpesbläschen bis zum Kinn oder zur Nasenöffnung ausdehnen. Wenn sie zerplatzen, entstehen gelbliche, nässende Krusten. Juckreiz und Schmerzen sind möglich.

### Ärztliche Behandlung

Sie sollten den Arzt aufsuchen, wenn die Hauterscheinungen zum ersten Mal auftreten und Sie nicht sicher sind, ob es sich dabei wirklich um Herpesbläschen handelt. Der Arzt kann eine schmerzstillende oder eine das Virus abtötende Salbe verordnen.

### Was Sie selbst tun können

Manche Kinder verspüren einige Stunden vor Auftreten der Bläschen ein Kribbeln oder Ziehen an der betreffenden Stelle. Tragen Sie bei diesen Anzeichen sofort die Salbe auf, die das Virus abtötet. So können Sie meist verhindern, dass sich die Bläschen stark ausbreiten.

**TIPP** Bekommt Ihr Kind häufig nach starker Sonneneinstrahlung Fieberbläschen, kann ein Sunblocker-Lippenstift helfen, wie er beispielsweise beim Skifahren benutzt wird.

# Karies

Wenn Zähne längere Zeit nicht geputzt werden, bildet sich ein Belag, in dem Bakterien gedeihen, vor allem, wenn Ihr Kind viel Zucker- oder Stärkehaltiges isst (zum Beispiel Süßigkeiten oder Weißbrot). Die Bakterien bilden eine Säure, die den Zahnschmelz und das darunter liegende Zahnbein zerstört. Wenn die Milchzähne von Karies befallen sind, können auch die bleibenden Zähne geschädigt werden.

### Krankheitszeichen
- Zähne reagieren empfindlich auf Kaltes oder Heißes
- weiße Flecken auf den Zähnen, dann bräunliche Verfärbung
- Zähne werden immer kürzer, braunschwarze Stummel
- Zahnschmerzen

Neben Karies können Fehlstellungen der bleibenden Zähne oder der Kiefer viele Probleme bereiten und sind zudem nicht schön anzusehen. Lassen Sie sich von Ihrem Zahnarzt über sinnvolle Möglichkeiten der Regulierung beraten.

Hauptursache für Karies schon im Babyalter sind zuckerhaltige Tees oder Säfte. Später gefährden vor allem Limonaden, Fruchtsäfte und natürlich Süßigkeiten aller Art die Zähne.

## Ärztliche Behandlung

Wenn Sie eines der genannten Krankheitszeichen bemerken, sollten Sie mit Ihrem Kind gleich den Zahnarzt aufsuchen. Er wird die Karies gründlich entfernen und das zurückbleibende Loch mit einer Füllung versehen. Vorbeugend kann er Fluortabletten geben, die den Zahnschmelz festigen.

## Was Sie selbst tun können

- Achten Sie von Anfang an auf eine zuckerarme Ernährung Ihres Kindes und machen Sie ihm herzhaftes Essen schmackhaft. Wird doch einmal »geschleckert«: hinterher die Zähne putzen! Geben Sie Ihrem Baby keine zuckerhaltigen Getränke in der Nuckelflasche. Bieten Sie auch später ungesüßte Tees, ungesüßte, mit Wasser verdünnte Fruchtsäfte oder einfach Wasser an, keine süßen Limonaden. Wichtig: Wenn Ihr Kind säurehaltige Getränke wie Mineralwasser und Säfte getrunken hat, sollten die Zähne erst eine halbe Stunde danach geputzt werden.
- Gewöhnen Sie Ihr Kind früh an die Mundhygiene. Nach jeder Mahlzeit sollten fünf Minuten lang die Zähne geputzt werden. Bei Babys kann zur Reinigung ein feines Mullläppchen verwendet werden.
- Gehen Sie mit Ihrem Kind regelmäßig zum Zahnarzt, um den Zustand der Zähne kontrollieren zu lassen.

VORBEUGEN

# KRANKHEITEN DES KINDES

## Wenn der Kopf wehtut

Kinder klagen häufig über Kopfweh. Nicht selten sind seelische Probleme – etwa die Angst vor der nächsten Klassenarbeit – die Ursache. Mädchen, die unter einer Regulationsstörung des Kreislaufs leiden, können unter anderem Kopfschmerzen und Schwindelgefühl haben. Sie sollten zur genauen Untersuchung den Arzt aufsuchen. Als Behandlung reichen meist schon einige geringfügige Veränderungen des Verhaltens sowie regelmäßiger Sport. Vor allem bei dünneren Kindern ist, wenn sie länger nichts geges-

### Mein Kind hat Kopfschmerzen

| Art der Schmerzen | Übelkeit/ Erbrechen | Sehstörungen | Fieber | Besonderheiten | |
|---|---|---|---|---|---|
| sehr unterschiedlich | nein | nein | nein | Kind hat Angst oder ist bedrückt | **seelische Ursachen** |
| sehr unterschiedlich | beides möglich | Schwarzwerden vor den Augen beim Aufstehen | nein | Kopfschmerzen oft schon morgens; Schwindelgefühl; Ohrensausen beim Aufstehen; Schweißausbrüche, Ohnmachtsanfälle | **Kreislaufregulationsstörung;** gehen Sie bei Verdacht zum Arzt |
| häufig nur leichtere Kopfschmerzen | häufig Übelkeit | nein | nein | Kopfschmerzen, wenn das Kind länger nichts gegessen hat; Schweißausbruch, Unruhe, Herzklopfen, Zittern möglich | **niedriger Blutzuckerspiegel;** sorgen Sie für regelmäßige Mahlzeiten; gehen Sie eventuell zum Arzt |
| Schmerzen und Druckgefühl hinter der Stirn, beiderseits der Nase oder in den Wangenknochen möglich | nein | nein | möglich | grün-gelber Dauerschnupfen; Verschlimmerung beim Bücken | **Entzündung der Nasennebenhöhlen** > Seite 89 |
| sehr unterschiedlich | nein | ja | nein | Kopfschmerzen häufig nach Anstrengung der Augen, beispielsweise nach der Schule | **Fehlsichtigkeit** > Seite 74 |

sen haben, der Blutzuckerspiegel manchmal sehr niedrig, was unter anderem Kopfschmerzen hervorrufen kann. Der Arzt sollte Ihr Kind genau untersuchen; als »Behandlung« reichen meist schon mehrere kleinere Mahlzeiten im Lauf des Tages. Auch die meisten fieberhaften Infektionskrankheiten werden von Kopfschmerzen begleitet.

Gehen Sie zum Arzt, wenn Ihr Kind länger andauernde oder wiederkehrende Kopfschmerzen hat. Bei starken Kopfschmerzen, hohem Fieber und einem steifen Nacken (> Gehirnhautentzündung, Seite 85) oder einer Kopfverletzung (> Seite 150) muss es sofort medizinisch behandelt werden.

## Mein Kind hat Kopfschmerzen

| Art der Schmerzen | Übelkeit/ Erbrechen | Sehstörungen | Fieber | Besonderheiten | |
|---|---|---|---|---|---|
| anfallsartig auftretende, sehr starke, häufig einseitige Kopfschmerzen | meist beides | möglich | nein | Empfindlichkeit auf Licht und Geräusche; kurzzeitig Sehstörungen, Taubheitsgefühl oder Lähmung möglich | **Migräne** > Seite 84 |
| sehr starke Kopfschmerzen mit Nackensteifigkeit | häufig beides | möglich | hohes Fieber | Berührungs- und Lichtempfindlichkeit; Benommenheit | **Gehirnhautentzündung** > Seite 85 |
| Schmerzen nehmen mit der Zeit zu | häufig nüchtern, nach dem Aufstehen Übelkeit und Erbrechen | möglich, beispielsweise schielen (Doppelbilder) | nein | Verhaltensänderungen, Lähmungen, Ohnmachtsanfälle, unerklärliche Gehunsicherheit, Krampfanfälle möglich | **Gehirntumor;** gehen Sie bei Verdacht sofort zum Arzt |
| je nach Art und Stelle der Verletzung sehr unterschiedlich | beides | möglich | nein | kurzzeitige Bewusstlosigkeit nach dem Unfall möglich; Blutung aus Ohr, Mund, Nase, offene Wunde oder Beule am Kopf möglich; Müdigkeit möglich; Kopfschmerzen sofort oder später | **Kopfverletzung** > Seite 150 |

## Kopfschmerzen: So helfen Sie Ihrem Kind

- Sorgen Sie für eine ruhige Umgebung – ohne Radio und Fernseher. Vielleicht empfindet Ihr Kind es auch als angenehm, wenn Sie das Zimmer etwas abdunkeln.
- Helfen Sie Ihrem Kind, sich zu entspannen: Massieren Sie ihm sanft Nacken und Schultern oder machen Sie autogenes Training mit ihm.
- Wärme und Kälte können bei Kopfweh gleichermaßen als wohltuend empfunden werden – lassen Sie Ihr Kind selbst entscheiden. Bei einem Wärmebedürfnis kreisen Sie mit dem warmen Strahl der Dusche massierend über den Nacken oder machen einen warmen Kartoffelwickel: Dazu kochen Sie Pellkartoffeln, zerdrücken sie und legen sie in die Mitte eines Leinentuchs. Schlagen Sie die Längsseiten darüber, legen Sie ein zweites Leinentuch darum und befestigen Sie den Wickel mit einem Schal auf der schmerzenden Stelle. Prüfen Sie die Temperatur vorher selbst, damit der Wickel nicht zu heiß ist!
- Reiben Sie Nacken, Schläfen und Stirn Ihres Kindes mit ein paar Tropfen Pfefferminzöl ein (gibt es in der Drogerie oder der Apotheke). Vorsicht, wenn Ihr Kind zu allergischen Reaktionen der Haut neigt oder wenn es Asthma hat!

*Bei Kältebedürfnis legen Sie Ihrem Kind einen feuchten Waschlappen, der am besten einige Minuten im Gefrierfach war, auf den schmerzenden Bereich des Kopfes.*

## Migräne

Ein Migräneanfall äußert sich mit schweren, häufig einseitigen Kopfschmerzen, die plötzlich oder nach einer gewissen Phase des Unwohlseins auftreten können. Die meisten Kinder klagen zusätzlich über Übelkeit und müssen sich erbrechen. Häufig reagieren sie sehr empfindlich auf helles Licht und laute Geräusche. Seltener kommen Sehstörungen, ein kurzzeitiges Taubheitsgefühl oder eine Lähmung vor. Auslöser von Migräneanfällen können unter anderem Angst, Überanstrengung und Müdigkeit oder auch Nahrungsmittel, zum Beispiel lang gereifter Käse wie Emmentaler, sein. Die Erkrankung tritt meist familiär gehäuft auf.

Probieren Sie zunächst die oben genannten Selbsthilfemaßnahmen aus. Sind die Migräneanfälle damit nicht zu bewältigen, sollten Sie zum Arzt gehen. Er wird zuerst einmal Schmerzzäpfchen verordnen. Falls weiterhin ausgeprägte Kopfschmerzattacken auftreten, wird er eine individuelle Therapie mit speziell bei Migräne wirksamen Medikamenten beginnen. Zur Unterstützung einer solchen Behandlung sollten Sie über einige Wochen genau aufzeichnen, wann und wie oft die Migräneanfälle bei Ihrem Kind auftreten und was es jeweils vorher getan und gegessen hat. Vielleicht können Sie durch genaue Beobachtung die auslösende Ursache herausfinden und beseitigen.

# Gehirnhautentzündung

Eine Gehirnhautentzündung (Meningitis) kann durch Viren oder Bakterien verursacht werden. Die Erreger erreichen das Gehirn entweder über das Blut (wie etwa bei Masern, > Seite 52/53) oder direkt von einer benachbarten Entzündung (wie etwa bei einer Mittelohrentzündung, > Seite 75/76).

### Krankheitszeichen
- hohes Fieber
- Benommenheit
- Berührungsempfindlichkeit
- Erbrechen
- starke Kopfschmerzen und Nackensteifigkeit

Ein an Gehirnhautentzündung erkranktes Kind hat in den meisten Fällen plötzlich hohes Fieber, wird benommen und ist berührungsempfindlich. Oft kommt Erbrechen hinzu. Ist es schon größer, so klagt das Kind über sehr starke Kopfschmerzen. Der Nacken ist steif und schmerzhaft, eine Beugebewegung des Kopfes ist kaum oder gar nicht möglich.
Beim Baby fehlen die charakteristischen Symptome häufig. Es fiebert, verweigert das Trinken und wird zunehmend apathisch. In schweren Fällen kommt es auch zu Krampfanfällen.

## Ärztliche Behandlung

Gehen Sie sofort zum Arzt, da die Erkrankung innerhalb kürzester Zeit lebensbedrohlich werden kann. Wenn Ihr Kind eine Gehirnhautentzündung hat, wird der Arzt es sofort in die Klinik einweisen. Dort wird durch eine Untersuchung der Rückenmarksflüssigkeit festgestellt, ob es sich um eine virale oder um eine bakterielle Infektion handelt. Sind Bakterien die Ursache, so muss Ihr Kind sofort eine Infusion mit einem Antibiotikum erhalten. Bei einer viralen Infektion richtet sich die Therapie nach dem Schweregrad der Erkrankung.

*Wenn Ihr Kind eine bakterielle Gehirnhautentzündung hat, müssen vorsichtshalber auch alle Personen in seiner nächsten Umgebung ein Antibiotikum einnehmen, weil sie sich bereits angesteckt haben könnten.*

## Was Sie selbst tun können

Es ist bekannt, dass das Bakterium Haemophilus influenzae Typ b eine Gehirnhautentzündung auslösen kann. Eine Impfung gegen diesen Erreger ist bereits im Babyalter möglich (> Seite 171). Auch Masern (> Seite 52/53) und Mumps (> Seite 64/65) können eine Gehirnhautentzündung nach sich ziehen. Gegen beides kann geimpft werden (> Seite 172).

VORBEUGEN

KRANKHEITEN DES KINDES

# Atemwegserkrankungen

## Erkältung

*Stärken Sie das Immunsystem Ihres Kindes, indem Sie auf vitaminreiche und ausgewogene Ernährung achten und mit ihm bei Wind und Wetter an die frische Luft gehen.*

Eine Erkältung kann durch eine Vielzahl von Viren verursacht werden. Die Ansteckung erfolgt beim Niesen, Husten oder Sprechen (Tröpfcheninfektion). Bis zum Beginn der Erkrankung vergehen ein bis drei Tage. »Schnupfenwetter« ist nicht die Ursache einer Erkältung, kann sie jedoch begünstigen: Wenn Ihr Kind zum Beispiel im Freien war und dabei richtig kalt und vielleicht auch nass geworden ist, wird seine Abwehrkraft geschwächt, und es ist anfälliger für eine Infektion. Häufig erkrankt ein Kind mehrmals im Jahr an einer Erkältung. Es ist dann jeweils einige Zeit gegen das Virus immun, welches die letzte Erkrankung bei ihm verursacht hat. Informationen speziell zu Erkältungen im Babyalter finden Sie auf den Seiten 22/23.

### Krankheitszeichen
- Abgeschlagenheit
- Halsschmerzen
- Schnupfen und Husten
- Fieber möglich

Am Anfang einer Erkältung steht oft allgemeines Unwohlsein, das auch mit Kopfschmerzen verbunden sein kann. Ihr Kind klagt über Kratzen im Hals, seine Schleimhäute im Nasen-Rachen-Raum schwellen an, es niest heftig, und die Nase beginnt zu laufen. Etwas später kommt häufig Husten dazu. Nach etwa einer Woche ist die Angelegenheit meist überstanden.

Manchmal allerdings können sich die Viren weiter ausbreiten, oder es kommt zusätzlich zu einer bakteriellen Infektion. Möglich sind dann eine Entzündung der Nasennebenhöhlen (> Seite 89), eine Mittelohrentzündung (> Seite 75/76), eine Bronchitis (> Seite 98 bis 100) oder eine Lungenentzündung (> Seite 107). Wenn die Erkältung nach einer Woche nicht vorbei ist oder hohes Fieber (über 39 °C) dazukommt, kann das ein Anzeichen für eine solche Zweitinfektion sein.

### Ärztliche Behandlung

Wenn sich die Erkältung in einer Woche nicht bessert, hohes Fieber hinzukommt oder Ihr Kind einen apathischen Eindruck macht, sollten Sie mit

# Atemwegserkrankungen

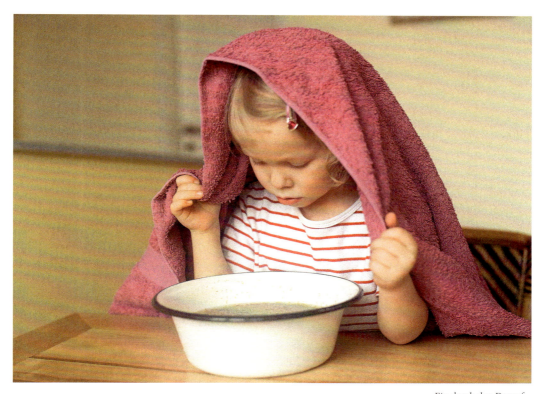

*Ein durch den Dampf feucht gewordenes Oberteil sollten Sie wechseln und feuchte Haare trocknen.*

ihm den Arzt aufsuchen. Er wird feststellen, ob sich Zweiterkrankungen entwickelt haben und gegebenenfalls ein Antibiotikum verschreiben.

## Was Sie selbst tun können

- Erhöhen Sie die Luftfeuchtigkeit im Raum (> Seite 98).
- Lüften Sie häufig und gehen Sie mit Ihrem Kind, wenn seine Verfassung es erlaubt, viel an die frische Luft.
- Achten Sie darauf, dass in der Umgebung Ihres Kindes nicht geraucht wird, das reizt die Schleimhäute noch mehr.
- Ihr Kind sollte reichlich trinken: Kräuter- oder Früchtetees mit Zitrone und Fruchtsäfte mit viel Vitamin C sind am besten.
- Trockene Schleimhäute machen Ihr Kind anfälliger für eine Erkältung. Sorgen Sie deshalb dafür, dass die Luftfeuchtigkeit in Ihren Räumen ausreichend hoch ist, das hält die Schleimhäute »fit«. Hängen Sie nasse Tücher über die Heizung oder stellen Sie einen Wassertopf darauf, und trocknen Sie Ihre Wäsche immer in der Wohnung.

## KRANKHEITEN DES KINDES

**Bewährte Hausmittel**

• **Kopfdampfbad für die Nase**

Übergießen Sie einen Esslöffel Koch- oder Meersalz und eine Handvoll Kamillenblüten mit zwei Litern kochendem Wasser. Lassen Sie Ihr Kind den Kopf darüberbeugen und fünf bis zehn Minuten inhalieren – so gut wie möglich durch die Nase! Ein Handtuch über Kopf und Schultern sorgt dafür, dass der Dampf sich nicht zu schnell verflüchtigt. Machen Sie drei bis vier Sitzungen am Tag. Vorsicht: Lassen Sie Ihr Kind wegen der Verbrühungsgefahr nicht allein.

*Schon unsere Großmütter wussten: Eine Erkältung dauert unbehandelt sieben Tage und behandelt eine Woche. Das stimmt noch immer!*

• **Die Erkältung ausschwitzen**

Mischen Sie einen halben Teelöffel Lindenblüten und einen halben Teelöffel Holunderblüten (bei Kindern unter zwei Jahren oder bei Fieber über 39 °C nur je einen viertel Teelöffel) und gießen Sie einen Viertelliter kochendes Wasser darüber. Den Tee lassen Sie fünf Minuten ziehen, seihen ihn ab und lassen ihn auf lauwarme Temperatur abkühlen. Geben Sie Ihrem Kind dreimal täglich davon eine Tasse zu trinken; beim Baby kann der Tee der Flasche beigegeben werden.

Oder Sie verrühren den Saft einer Zitrone mit Wasser und etwas Honig (jedoch nicht vor Vollendung des ersten Lebensjahres). Das Zitronenwasser sollte Ihr Kind so heiß wie möglich trinken.

• **Warme Zwiebelsocken**

Schon bei ersten Anzeichen einer Erkältung sind warme Zwiebelsocken sehr wohltuend: Die ätherischen Öle der Zwiebel werden über die Haut aufgenommen und wirken entzündungshemmend. Ebenso hilft die ansteigende Wärme an den Füßen dem Körper, mit Entzündungen schneller fertig zu werden. Sie schneiden dazu zwei bis drei Zwiebeln in Scheiben, erhitzen sie und wickeln sie in zwei Taschentücher. Dann binden Sie die Päckchen mit je einer Mullbinde unter die Füße und ziehen warme Wollsocken darüber. Legen Sie Ihr Kind damit ins Bett, und schieben Sie zusätzlich eine Wärmflasche unter die Füße. Die Socken können so lange anbehalten werden, wie es dem Kind angenehm ist.

• **Ansteigendes Fußbad**

**VORBEUGEN**

Zur Vorbeugung hat sich ein ansteigendes Fußbad gut bewährt. Es hilft auch noch bei den ersten Anzeichen einer Erkältung: Ihr Kind stellt seine Füße in einen leeren Eimer, und Sie gießen lauwarmes Wasser hinein, bis der obere Rand der Fußknöchel bedeckt ist. Dann gießen Sie langsam heißes Wasser dazu. Achtung: Ihr Kind muss die Temperatur die ganze Zeit über als angenehm empfinden. Das Fußbad sollte insgesamt etwa zehn Minuten dauern. Trocknen Sie Ihrem Kind danach sofort die Füße ab und ziehen Sie ihm warme Socken an.

# Nasennebenhöhlen-Entzündung

Die Viren, die bereits eine Erkältung (> Seite 86 bis 88) in Gang gesetzt haben, können auf die Nasennebenhöhlen übergreifen und auch dort eine Entzündung auslösen. Häufig zieht eine Erkältung aber auch eine zweite (bakterielle) Infektion nach sich, die ebenfalls zur Entzündung der Nasennebenhöhlen führen kann.

Da Nasennebenhöhlen sich erst im Lauf der ersten drei bis vier Lebensjahre vollständig ausbilden, treten Entzündungen in diesem Bereich in der Regel auch nicht vor dem Kindergarten- oder Schulalter auf.

### Krankheitszeichen
- grünlich-gelber Dauerschnupfen
- Schmerzen und Druckgefühl hinter der Stirn, beiderseits der Nase oder in den Wangenknochen
- Fieber

Typisch für eine Entzündung der Nasennebenhöhlen (Sinusitis) ist ein hartnäckiger Schnupfen, der ein bis zwei Wochen anhält und grünlich-gelb gefärbt ist. Das Kind klagt je nach betroffenen Nebenhöhlen über Schmerzen und Druckgefühl im Bereich der Stirn oder der Wangen, die beim Bücken schlimmer werden. Manchmal kommt hohes Fieber (über 39 °C) hinzu. Eine unbehandelte Entzündung der Nebenhöhlen kann zu einer Knochenhaut- oder selten zu einer Gehirnhautentzündung (> Seite 85) führen.

## Ärztliche Behandlung

Gehen Sie mit Ihrem Kind zum Arzt, wenn der Schnupfen nach einer Woche nicht besser wird oder sich hohes Fieber entwickelt hat. Er kann abschwellende Nasentropfen sowie schleimlösende und schmerzstillende Medikamente verordnen. Ist die Entzündung eitrig, wird er ein Antibiotikum verschreiben.

## Was Sie selbst tun können

- Stellen Sie selbst Nasentropfen her (> Seite 23).
- Sorgen Sie in Ihrer Wohnung für ausreichend hohe Luftfeuchtigkeit.
- Lassen Sie Ihr Kind drei- bis viermal täglich Kopfdampfbäder mit Kochsalz und Kamillenblüten (> Seite 87) machen. Wenn Sie Ihrem Kind etwa zehn Minuten vorher abschwellende Nasentropfen geben, wird die Nase frei, und der Dampf gelangt besser in die Nebenhöhlen.

*Geben Sie Ihrem Kind viel zu trinken, das unterstützt die Schleimlösung.*

# Allergischer Schnupfen

Eine Allergie ist eine überschießende Reaktion des Immunsystems auf einen an sich harmlosen Stoff, der bei anderen Menschen keinerlei Reaktion auslöst. Ursache kann eine im Lauf des Lebens erworbene Überempfindlichkeit (Sensibilisierung) sein, aber auch eine ererbte Neigung zur Allergie kann eine Rolle spielen. Stoffe, die eine Allergie auslösen können, nennt man Allergene.

Häufig wird ein allergischer Schnupfen durch den Blütenstaub (Pollen) von bestimmten Gräsern, Sträuchern, Bäumen oder Getreidearten hervorgerufen. Man spricht in diesem Fall von einem Heuschnupfen. Leidet Ihr Kind an dieser Art des allergischen Schnupfens, hat es nur während einer bestimmten Zeit im Frühjahr oder Sommer Probleme, nämlich dann, wenn der Blütenstaub in hoher Konzentration in der Luft vorhanden ist. Ein allergischer Schnupfen kann aber auch zu anderen Zeiten des Jahres auftreten, wenn zum Beispiel Hausstaubmilben, Schimmelpilze, Tierhaare oder Umweltfaktoren die Ursache sind.

*Beachten Sie die speziellen Vorhersagen in den Medien oder rufen Sie bei der Pollenflugvorhersage an (Adressen > Seite 180/181).*

### Krankheitszeichen
- wässriger Schnupfen
- Juckreiz und Brennen in der Nase
- häufiges Niesen
- gerötete, juckende, tränende Augen

Ein Kind mit allergischem Schnupfen hat eine ständig laufende Nase und muss wegen des heftigen Juckreizes häufig niesen. Die Atmung ist durch die stark angeschwollenen Nasenschleimhäute erheblich behindert. Die Augen sind meist gerötet, jucken und tränen meist ebenfalls. In einigen Fällen können auch die Bronchien betroffen sein, dann handelt es sich um allergisches Asthma (> Seite 104 bis 106).

## Ärztliche Behandlung

Gehen Sie mit Ihrem Kind zum Arzt. Er wird zunächst ein Nasenspray, Augentropfen und bei starken Beschwerden auch einen speziellen Saft oder Tabletten zur Linderung des Schnupfens verordnen. Dann kann er mit Hilfe verschiedener Tests herausfinden, was den Schnupfen auslöst. Wenn klar ist, worauf Ihr Kind reagiert und es erhebliche Beschwerden hat, kann eine Hyposensibilisierung helfen. Dabei wird ihm über einen längeren Zeitraum eine winzige Menge des Allergens gespritzt oder als Tropfen oder Tabletten

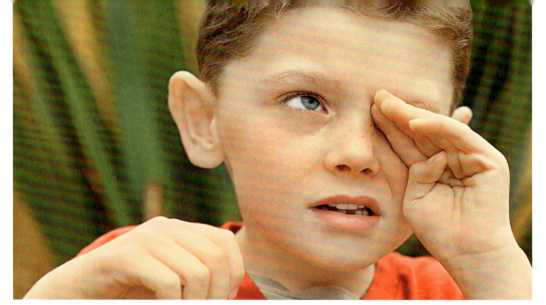

*Machen Sie mit Ihrem Kind, wenn es unter Heuschnupfen leidet, möglichst an der See oder im Hochgebirge Urlaub. Dort gibt es nur wenige Pollen.*

verabreicht. Die Konzentration des Allergens wird langsam erhöht, sodass sich das Immunsystem daran gewöhnen kann. Nach erfolgreicher Therapie bleibt die überschießende, allergische Reaktion schließlich aus.

## Was Sie selbst tun können

- Rauchen Sie nicht.
- Vermeiden Sie, dass Ihr Kind mit dem Allergen oder den Allergenen, die den Schnupfen auslösen, in Kontakt kommt.
- Machen Sie mit Ihrem Kind an der See oder im Hochgebirge Urlaub. Dort gibt es nur wenige Pollen.
- Wenn Ihr Kind Heuschnupfen hat, sollten Sie sich mit ihm möglichst nicht dort aufhalten, wo die entsprechenden Pflanzen wachsen. Abends sollten Sie Ihr Kind duschen (besonders die Haare), so können Sie den Blütenstaub auswaschen. Legen Sie die Kleider, die es tagsüber getragen hat, nicht in sein Schlafzimmer. Schließen Sie außerdem nachts die Fenster, da frühmorgens die meisten Pollen fliegen. Behalten Sie Ihr Kind an Tagen mit starkem Pollenflug möglichst im Haus.
- Wenn Ihr Kind eine Allergie gegen Hausstaubmilben hat, sollten Sie Ihre Wohnung möglichst staubfrei halten. Verwenden Sie einen milbentötenden Teppichschaum oder verzichten Sie noch besser auf Teppiche ebenso wie auf Plüschtiere, Polstermöbel und Vorhänge. Bettwäsche, Kissen und Decken sollten bei 95 °C waschbar sein. Erkundigen Sie sich auch nach speziellen Matratzenüberzügen, die für Milben undurchlässig sind. Sprechen Sie mit Ihrem Arzt darüber, da die Krankenkasse bei nachgewiesener Allergie eventuell einen Teil der Kosten übernimmt. Heizen und lüften Sie gut, da Milben kein trockenes, heißes Klima mögen.

VORBEUGEN

# Vergrößerung der Rachenmandel

Die Rachenmandel ist Teil unseres Immunsystems und dient der Infektabwehr im Nasen-Rachen-Raum. Manchmal wuchert sie stark, sodass die Atmung durch die Nase behindert wird. Im Volksmund spricht man dann von Polypen. Eine Vergrößerung der Rachenmandel ist typisch für die Kleinkindzeit und geht mit Beginn des Schulalters allmählich wieder zurück.

*Neben der Rachenmandel sind auch die beiden etwas tiefer gelegenen Gaumenmandeln zuständig für die Immunabwehr in den oberen Luftwegen. Wenn sie sich entzünden, spricht man von einer Angina (> Seite 94).*

### Krankheitszeichen
- behinderte Nasenatmung, daher ständige Atmung durch den Mund (auch im Schlaf) und näselndes Sprechen
- Schnarchen
- Schwerhörigkeit

Wenn die Rachenmandel vergrößert ist, kann das Kind schlecht durch die Nase Luft holen und atmet deshalb meist durch den Mund. Nachts schläft es oft schlecht und schnarcht. Da die Mandel möglicherweise auch die Ohrtrompeten, die Verbindungsgänge zwischen Ohr und Nasen-Rachen-Raum, verschließt, kann es zu immer wiederkehrenden Mittelohrentzündungen (> Seite 75/76) und Hörstörungen (> Seite 77) kommen.

## Ärztliche Behandlung

Wenn Ihr Kind ständig durch den Mund atmet, nachts schnarcht, schlecht hört oder immer wieder Mittelohrentzündungen hat, sollten Sie mit ihm zum Arzt gehen. Er kann beurteilen, ob eine operative Entfernung der Rachenmandel notwendig ist oder ob eine Weile abgewartet werden sollte.

## Was Sie selbst tun können

Verwenden Sie zur Erleichterung der Nasenatmung salzhaltige Nasentropfen (gibt es rezeptfrei in der Apotheke) oder machen Sie regelmäßig Kopfdampfbäder (> Seite 87).

**TIPP** Wenn Ihr Kind Schwierigkeiten hat, den Schulstoff zu bewältigen, kann eine vergrößerte Rachenmandel der Grund dafür sein: Durch die behinderte Nasenatmung und das Schnarchen schläft es nachts schlecht, ist deshalb am nächsten Morgen müde und kann sich in der Schule nur schwer konzentrieren.

# Atemwegserkrankungen

## Mein Kind hat Halsschmerzen

| Rachen und Mandeln | Fieber | Hautauschlag | Lymphknoten | Besonderheiten | |
|---|---|---|---|---|---|
| gerötet und geschwollen | möglich | nein | am Hals mäßig geschwollen | nein | **Rachen- oder Mandelentzündung durch Viren** > Seite 94 |
| feuerroter Rachen, geschwollene Mandeln mit gelblich-weißen Eiterstippchen | hohes Fieber | nein | am Hals stark geschwollen und schmerzhaft | starkes Krankheitsgefühl | **Rachen- oder Mandelentzündung durch Bakterien** > Seite 94 |
| feuerroter Rachen, geschwollene Mandeln mit gelblich-weißen Eiterstippchen | hohes Fieber | roter, kleinfleckiger, leicht erhabener Ausschlag, der an Samt erinnert | am Hals stark geschwollen und schmerzhaft | erst weißlich belegte, später himbeerrote Zunge | **Scharlach** > Seite 56 |
| weißlich-gelbe Beläge auf den Mandeln | ja | leichter Ausschlag möglich | am Hals, aber auch in Achselhöhlen und Leisten geschwollen und schmerzhaft | Müdigkeit und Abgeschlagenheit, eventuell über längere Zeit; Bauchschmerzen möglich | **Pfeiffersches Drüsenfieber** > Seite 66 |
| graugelbe Beläge auf der Rachenwand und den Mandeln | leichtes Fieber | nein | am Hals stark geschwollen | faulig-süßlicher Mundgeruch; Husten oder eitrig-blutiger Schnupfen möglich; zunehmende Atemnot | **Diphtherie** > Seite 68 |
| Rachen gerötet | hohes Fieber | nein | nein | röchelnde Atmung oder Atemnot; kloßige Sprache; Speichelfluss; starke Schluckbeschwerden; Unruhe | **Entzündung des Kehlkopfdeckels;** rufen Sie bei Verdacht sofort den Notarzt |

93

# KRANKHEITEN DES KINDES

# Halsschmerzen

Kleinere Kinder können häufig noch nicht ausdrücken, dass sie Halsschmerzen haben. Meistens verweigern sie das Essen oder sogar das Trinken. Größere Kinder klagen über Halskratzen oder haben das Gefühl eines schmerzhaften Kloßes beim Schlucken.

### Welche Krankheit steckt dahinter?

*Mit Halsschmerzen können sehr verschiedene und unterschiedlich schwere Krankheiten verbunden sein. Die Diagnosetabelle auf Seite 93 gibt Ihnen eine Übersicht.*

Am häufigsten ist es eine durch Viren verursachte Entzündung des Rachens oder der Mandeln (> unten). Die Halsschmerzen sind nur leicht und mit Hilfe bewährter Hausmittel (> Seite 57 und 95) meist innerhalb von drei Tagen vorbei. Wenn sie länger dauern oder Fieber hinzukommt, kann es sich um eine bakterielle Rachen- oder Mandelentzündung handeln (> unten), und Ihr Kind sollte vom Arzt untersucht werden. Wenn weitere Krankheitszeichen wie etwa Beläge auf der Rachenwand und den Mandeln, Hautausschlag, geschwollene Lymphknoten oder starkes Krankheitsgefühl auftreten, kann Ihr Kind Scharlach (> Seite 56) oder Pfeiffersches Drüsenfieber (> Seite 66/67) haben. Auch dann sollten Sie den Arzt aufsuchen.
Wenn zu den Halsschmerzen Atemprobleme bis zur Atemnot hinzukommen, kann Ihr Kind an Diphtherie (> Seite 68) oder einer Entzündung des Kehlkopfdeckels (> Seite 47 und 93) erkrankt sein. Gehen Sie unbedingt sofort zum Arzt. Beide Erkrankungen können lebensbedrohlich sein.

# Rachen- und Mandelentzündung

Eine Rachen- ebenso wie eine Mandelentzündung (Angina) kann durch Viren, aber auch durch Bakterien (meist Streptokokken) hervorgerufen werden. Beide Entzündungen haben sehr ähnliche Symptome. Für die Schwere der Erkrankung ist jeweils entscheidend, welche der zwei Erregergruppen der Auslöser ist.

> ### Krankheitszeichen
> - virale Rachen- oder Mandelentzündung: Halsschmerzen, Schluckbeschwerden, geröteter, geschwollener Rachen, Fieber möglich
> - bakterielle Rachen- oder Mandelentzündung: Halsschmerzen, hohes Fieber, stark geschwollene Lymphknoten am Hals, starke Schluckbeschwerden, feuerroter Rachen, gelblich-weiße Eiterstippchen auf den Mandeln möglich

Wenn Viren die Krankheitsauslöser sind, hat das Kind zu den Halsschmerzen kein oder nur leichtes Fieber sowie mäßig geschwollene Lymphknoten am Hals. Handelt es sich dagegen um eine bakterielle Entzündung, fühlt es sich meist sehr krank, hat hohes Fieber, stark geschwollene Lymphknoten am Hals und große Schluckbeschwerden.

In seltenen Fällen kann es auch zu Schädigungen von Herz, Nieren (> Seite 122) und Gelenken kommen.

## Ärztliche Behandlung

Gehen Sie mit Ihrem Kind auf jeden Fall zum Arzt. Eine bakterielle Angina ist nur schwer von Pfeifferschem Drüsenfieber (> Seite 67/68) zu unterscheiden; spezielle Untersuchungen sind nötig. Liegt eine bakterielle Angina vor, wird der Arzt die zehntägige Einnahme eines Antibiotikums verordnen. Eventuell legt der Arzt eine Kultur des Abstrichs an. Das Ergebnis dieser Kultur ist genauer als der Schnelltest.

> **TIPP** Nur wenn Ihr Kind ständig unter Mandelentzündungen leidet oder durch die Vergrößerung der Mandeln starke Schluck- oder sogar Atemprobleme hat, wird der Arzt eine operative Entfernung der Mandeln in Erwägung ziehen. Generell sollten sowohl die Gaumenmandeln als auch die Rachenmandeln (> Seite 92) möglichst erhalten werden, weil sie Bestandteil des Immunsystems sind und daher eine wichtige Rolle bei der Abwehr von Krankheitserregern spielen.

## Was Sie selbst tun können

- Geben Sie Ihrem Kind reichlich zu trinken, jedoch keine Fruchtsäfte, da sie im entzündeten Hals brennen. Am besten geben Sie ihm Salbeitee (erst ab dem neunten Lebensmonat mit Honig süßen).
- Essen sollte Ihr Kind lauwarme, weiche und milde Speisen. Zu stark gewürzte Gerichte brennen.
- Senken Sie das Fieber ab 39 °C mit Wadenwickeln (> Seite 48) oder geben Sie Fieberzäpfchen nach Empfehlung des Arztes. Solange Ihr Kind Fieber hat, sollte es im Bett bleiben.
- Lassen Sie Ihr Kind mehrmals täglich mit Salbei-Kamillen-Tee gurgeln (> Seite 57) oder machen Sie bei nur leichtem Fieber mehrmals täglich für etwa eine Stunde einen warmen Halswickel (> Seite 57).
- Wenn Ihr Kind hoch fiebert, aber nicht fröstelt oder friert, tut ihm ein kühlender Halswickel mit Quark gut (> Seite 67).

*Jüngere Kinder mögen den etwas bitteren Geschmack von Salbeitee häufig nicht. Versuchen Sie es in diesem Fall mit Salbeibonbons.*

# Husten

Husten wird immer durch eine Reizung der Atemwege ausgelöst. Ursache können Krankheitserreger wie Viren und Bakterien sein, aber auch Pollen, Staub, ein Fremdkörper, Rauch oder Gase. Bei einer Reihe von Erkrankungen ist der Husten zunächst trocken und kann starke Schmerzen verursachen. Später bildet sich Schleim, der von jüngeren Kindern in der Regel heruntergeschluckt wird, von älteren Kindern abgehustet werden kann.

## Mein Kind hustet

| Art des Hustens | Schnupfen | Hals-schmerzen | Atem-probleme | Fieber | Besonder-heiten | |
|---|---|---|---|---|---|---|
| häufig nur leichter Husten | ja | möglich | nein | möglich | nein | **Erkältung** > Seite 86 |
| trockener, manchmal schleimiger Husten | ja | möglich | nein | hohes Fieber | Gliederschmerzen, Kopfschmerzen | **Grippe** > Seite 62 |
| trockener Husten | möglich | möglich | nein | hohes Fieber | gerötete, lichtempfindliche Augen; einige Tage nach Beginn des Hustens Ausschlag | **beginnende Masern** > Seite 52 |
| zunächst trockener, dann schleimig werdender Husten | möglich | möglich | vor allem bei Kleinkindern erschwerte Atmung; Pfeifen oder Röcheln beim Ausatmen | möglich | Würgreiz; Erbrechen während des Hustens möglich | **Bronchitis** > Seite 98 |
| vor allem nachts anfallartiger, trockener Husten | zu Beginn möglich | nein | Atemnot möglich; bei Säuglingen häufig keine Hustenanfälle, jedoch plötzlicher Atemstillstand | nein | Erbrechen während der Hustenanfälle möglich; nach Anfällen Hochwürgen von glasigem Schleim | **Keuchhusten** > Seite 101 |
| meist abends oder nachts bellender Husten | nein | nein | Atemnot möglich; hörbares Einziehen der Luft beim Einatmen | nein | tagsüber in der Regel keine Beschwerden | **Krupphusten (Pseudokrupp)** > Seite 103 |

Atemwegserkrankungen

Häufig tritt Husten bei Erkältung (> Seite 86 bis 88) oder Grippe (> Seite 62/63) auf. Wenn Ihr Kind länger als eine Woche hustet, sollte es untersucht werden. Hat es zusätzlich Fieber, gehen Sie möglichst früh zum Arzt, da Ihr Kind eine Bronchitis (> Seite 98 bis 100) oder eine Lungenentzündung (> Seite 107) haben kann. Leidet es vor allem abends oder nachts unter anfallsartigem Husten, muss an Keuchhusten (> Seite 101/102) oder Krupphusten (> Seite 103) gedacht werden. Wiederkehrender, trockener Reizhusten könnte eine Asthma-Erkrankung (> Seite 104 bis 106) sein.

## Mein Kind hustet

| Art des Hustens | Schnupfen | Halsschmerzen | Atemprobleme | Fieber | Besonderheiten | |
|---|---|---|---|---|---|---|
| trockener Reizhusten, beispielsweise nach körperlicher Anstrengung oder in der »Pollenflugsaison« | allergischer Schnupfen (> Seite 90) möglich | nein | Asthma-Anfall: erschwertes Ausatmen mit pfeifendem Geräusch; lebensbedrohliche Atemnot möglich | nein | häufiger Reizhusten kann erstes Anzeichen einer Asthma-Erkrankung sein | **Asthma bronchiale** > Seite 104 |
| schmerzhaft, trocken oder verschleimt | nein | nein | beschleunigte, flache Atmung; Atemnot | möglich; in manchen Fällen sehr hoch | Kind wirkt schwer krank und apathisch | **Lungenentzündung** > Seite 107 |
| trockener, bellender Husten | eitrig-blutiger Schnupfen möglich | starke Halsschmerzen und Schluckbeschwerden | zunehmende Atembeschwerden | leichtes Fieber | Heiserkeit; graugelbe Beläge auf Mandeln und Rachenwand; Mundgeruch | **Diphtherie** > Seite 68 |
| plötzlich starker Husten, eventuell auch Würgen | nein | Schluckbeschwerden | häufig hörbares Pfeifen beim Atmen; Atemnot möglich | nein | Panikgefühl | **Verschlucken eines Fremdkörpers** > Seite 148 |
| ständig Husten mit zähem Schleim | nein | nein | möglich | nein | ständig massiger, schlecht riechender, fett glänzender Stuhl; Gedeihstörungen; häufige schwere Atemwegsinfekte | **Mukoviszidose;** gehen Sie bei Verdacht sofort zum Arzt > Seite 180 |

# Bronchitis

*Nicht jeder Husten bedeutet gleich eine Bronchitis, umgekehrt geht jede Bronchitis mit Husten einher.*

Die Schleimhaut der Bronchien kann sich durch das Eindringen von Viren, manchmal auch von Bakterien, entzünden. Häufig tritt die Erkrankung im Zusammenhang mit einer Erkältung (> Seite 86 bis 88) oder einer Grippe (> Seite 62/63) auf.

> **Krankheitszeichen**
> - zunächst trockener, dann schleimig werdender Husten
> - rasselnde Atmung
> - erhöhte Temperatur oder leichtes Fieber
> - Pfeifen beim Ausatmen möglich (obstruktive Bronchitis)

Oft ist der Schnupfen bereits da, und es kommt ein schmerzhafter, zunächst trockener, dann etwas schleimiger Husten hinzu. Die meisten Kinder schlucken den nach oben kommenden Auswurf gleich hinunter. Heftige Hustenanfälle können zu Erbrechen führen. Die Temperatur ist häufig nur leicht erhöht (37,5 °C) oder es besteht leichtes Fieber (bis 38,5 °C). Nach sieben bis acht Tagen ist die Erkrankung meist überstanden.

In einigen Fällen kann aus einer Bronchitis eine Lungenentzündung entstehen (> Seite 107). Bei Säuglingen und Kleinkindern kommt es manchmal auch zu einer obstruktiven Bronchitis: Dabei schwillt die Schleimhaut der Bronchien stark an und bildet viel Schleim. Dadurch wird das Ausatmen behindert, und man hört dabei ein leises Pfeifen. In schlimmen Fällen kann es zu Atemnot kommen.

## Ärztliche Behandlung

Gehen Sie mit Ihrem Kind auf jeden Fall zum Arzt, wenn es hustet. Häufig lässt sich zum Beispiel eine beginnende obstruktive Bronchitis nur durch Abhören mit dem Stethoskop feststellen. Der Arzt wird schleimlösende Medikamente und im Fall einer bakteriellen Infektion ein Antibiotikum verordnen. Bei einer obstruktiven Bronchitis sind manchmal Inhalationen mit Medikamenten notwendig, die die Bronchien erweitern. Wenn Ihr Kind nachts stark vom Husten gequält wird, kann der Arzt für eine kurze Zeit Zäpfchen verschreiben, die den Husten dämpfen. Sie beschleunigen allerdings nicht die Heilung!

## Was Sie selbst tun können

- Erhöhen Sie die Luftfeuchtigkeit: Hängen Sie beispielsweise nasse Tücher

über die Heizung oder stellen Sie einen Wassertopf darauf. Trocknen Sie Ihre Wäsche in Räumen, in denen sich Ihr Kind aufhält.
- Heizen Sie das Kinderzimmer nicht; ziehen Sie Ihr Kind stattdessen warm an und lassen Sie nachts das Fenster etwas offen.
- Achten Sie darauf, dass niemand in der Umgebung Ihres Kindes raucht, insbesondere wenn es eine obstruktive Bronchitis hat. Rauch verstärkt Husten und Atemnot.
- Geben Sie Ihrem Kind reichlich zu trinken.
- Lassen Sie Ihr Kind Kopfdampfbäder mit Thymian und Kochsalz machen (> Seite 102).

### Hustensäfte selbst herstellen
- **Mit Rettich (ab dem zweiten Lebensjahr)**

Halbieren Sie einen schwarzen Rettich und höhlen Sie ihn aus. Nun füllen Sie beide Hälften mit braunem Kandiszucker oder mit Honig und lassen die Rettichhälften ungefähr zwölf Stunden abgedeckt stehen. Den Zuckersaft, der sich gebildet hat, füllen Sie in ein leeres Marmeladenglas. Im Kühlschrank ist der Saft zwei bis drei Tage haltbar. Geben Sie Ihrem Kind davon dreimal täglich einen Esslöffel.

- **Mit Zwiebeln (ab dem zweiten Lebensjahr)**

Lassen Sie 100 Gramm gehackte Zwiebeln und 100 Gramm braunen Kandiszucker zusammen köcheln, bis sich der Zucker aufgelöst hat. Warten Sie, bis der so entstandene Saft nur noch lauwarm ist und seihen Sie ihn dann in ein Marmeladenglas ab. Im Kühlschrank ist er drei bis vier Tage haltbar. Geben Sie Ihrem Kind dreimal täglich einen Esslöffel.

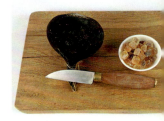

*Der schwarze Rettich ist ein Wintergemüse, das ab Herbst auf Wochen- und Bauernmärkten verkauft wird. Er kann sehr gut gelagert werden.*

### Ein bewährter Hustentee
Mischen Sie Spitzwegerichkraut, Thymian, Kamillenblüten, Fenchel- und Anissamen zu gleichen Teilen. Übergießen Sie zwei Teelöffel davon (beim Baby einen Teelöffel) mit einem Viertelliter kochendem Wasser. Lassen Sie den Tee fünf Minuten ziehen, seihen Sie ihn danach ab. Geben Sie Ihrem Kind dreimal täglich eine Tasse davon. Ihrem Baby können Sie den Tee der Flaschennahrung beigeben.

### Warme und kalte Wickel
Brustwickel wirken schleimlösend, entkrampfend und lindern den Husten. Bei warmen Wickeln müssen Sie immer die Temperatur prüfen, damit sie für Ihr Kind nicht zu heiß sind. Kalte Wickel sollten Sie nur anlegen, wenn Ihr Kind nicht fröstelt oder friert. Für Kinder unter zwei Jahren sind Brustwickel ungeeignet; geben Sie diesen kleinen Patienten Hustentee.

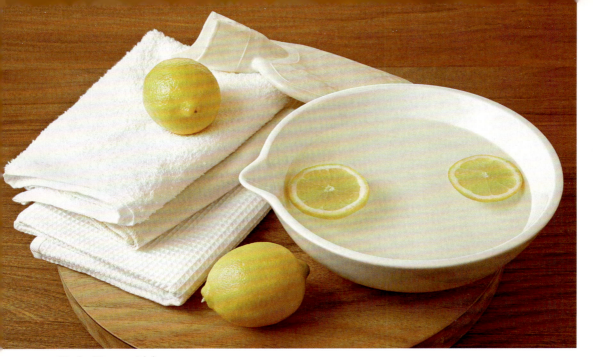

*Für den Zitronenwickel können Sie auch dünne Zitronenscheiben direkt auf das Baumwolltuch legen und leicht andrücken. Nehmen Sie ungespritzte Zitronen.*

- **Warmer Kartoffelwickel**

Kochen Sie je nach Größe Ihres Kindes vier bis sieben Pellkartoffeln, zerdrücken Sie sie und geben Sie sie auf eine Mullwindel, die auf einem Handtuch liegt. Dann schlagen Sie zwei Seiten der Windel ein und legen Ihr Kind vorsichtig mit der Brust darauf. Wickeln Sie ihm Windel und Handtuch um die Brust und heften Sie die Enden zusammen. Außen herum binden Sie einen dicken Wollschal. Der Wickel kann für etwa eine Stunde angelegt bleiben.

- **Kalter Zitronenwickel (sehr gut bei obstruktiver Bronchitis)**

Tauchen Sie ein dünnes Baumwolltuch in reinen Zitronensaft. Legen Sie es auf ein einmal der Länge nach gefaltetes Frotteehandtuch und legen Sie beides um die Brust Ihres Kindes. Außen herum binden Sie noch einen Schal oder ein Tuch. Der Wickel kann bis zu zwei Stunden angelegt bleiben. Vorsicht, wenn Ihr Kind empfindliche Haut hat – Zitrone kann einen allergischen Hautausschlag hervorrufen!

- **Thymianwickel**

Übergießen Sie einen kleinen Bund frischen oder einen Teelöffel getrockneten Thymian mit einem halben Liter kochendem Wasser. Den Sud lassen Sie zehn Minuten ziehen und seihen ihn dann ab. Tränken Sie ein Baumwolltuch mit dem Tee und wringen es nur so fest aus, dass es nicht mehr tropft. Legen Sie das gefaltete Tuch auf die Brust Ihres Kindes (Temperatur prüfen!) und legen Sie darüber noch ein Handtuch. Der Thymianwickel sollte eine bis drei Stunden einwirken.

# Keuchhusten

Keuchhusten (Pertussis) wird von einem Bakterium verursacht, das beim Niesen, Husten oder Sprechen (Tröpfcheninfektion) übertragen wird. Ansteckungsgefahr besteht von Beginn des Hustens an für etwa vier Wochen. Bis zum Ausbruch der Erkrankung vergehen etwa zwei Wochen. Wer Keuchhusten gehabt hat, ist ungefähr für 20 Jahre immun.

*Abwehrstoffe der Mutter gehen bei Keuchhusten nicht auf das Kind über. Deshalb kann sich bereits ein Neugeborenes anstecken.*

### Krankheitszeichen
- zunächst Husten und Schnupfen wie bei einer Erkältung (> Seite 86 bis 88)
- zwei Wochen später trockener, anfallartiger Husten (Stakkatohusten), nachts häufiger als am Tag
- nach dem Anfall Hochwürgen von glasigem Schleim
- Erbrechen während der Hustenanfälle möglich
- gerötete Augen und Nasenbluten möglich
- Atemnot
- bei Säuglingen können typische Hustenanfälle fehlen, dafür Atemstillstand möglich

Die Krankheit beginnt mit leichtem Husten und Schnupfen. Zwei Wochen später treten die für Keuchhusten typischen Anfälle mit trockenen, kurzen Hustenstößen auf – nachts häufiger als tagsüber. Sie wiederholen sich in manchen Fällen bis zu vierzigmal pro Tag. Nach einem Anfall würgt das Kind häufig glasigen Schleim nach oben und holt hörbar und tief Luft. Nach zwei bis drei Wochen werden die Hustenanfälle langsam etwas seltener. Häufig leidet das Kind jedoch noch Monate an leichtem Husten.
Äußerste Vorsicht ist bei Säuglingen geboten, die jünger als ein halbes Jahr sind. Bei ihnen fehlen häufig die Hustenanfälle, dafür kann ein plötzlicher Atemstillstand eintreten, der lebensgefährlich sein kann. In seltenen Fällen entwickelt sich aus dem Keuchhusten eine Lungenentzündung (> Seite 107), bei Säuglingen und Kleinkindern kann es infolge einer Gehirnschädigung zu Krampfanfällen kommen.

## Ärztliche Behandlung

Wenn Sie vermuten, dass Ihr Kind Keuchhusten hat, sollten Sie schnellstmöglich zum Arzt gehen. Er kann mit Hilfe eines Nasenabstrichs feststellen, ob es sich tatsächlich um die Erkrankung handelt und ein Antibiotikum gegen die Bakterien verschreiben. Der Verlauf der Krankheit ist oft leichter, und Ihr Kind ist wesentlich kürzere Zeit ansteckend (etwa 14 Tage). Für Säuglinge kann Keuchhusten wegen eines möglichen Atemstillstands eine lebensgefährliche Krankheit werden. Ist Ihr Kind noch jünger als ein halbes Jahr, muss es der Arzt in die Klinik einweisen, wo es mit einem Atemmonitor überwacht wird.

## Was Sie selbst tun können

*Melden Sie sich auf jeden Fall beim Kinderarzt an und lassen Sie sich einen Termin geben, damit Sie nicht warten müssen. So vermeiden Sie, dass Ihr Kind andere Kinder ansteckt.*

- Heizen Sie das Kinderzimmer nicht, ziehen Sie Ihr Kind stattdessen warm an und lassen Sie nachts das Fenster etwas offen.
- Geben Sie Ihrem Kind reichlich zu trinken und nur weiche, milde, vitaminreiche Kost zu essen.
- Versuchen Sie, Ihr Kind während der Hustenanfälle zu beruhigen. Setzen Sie es auf, den Kopf leicht nach vorn gebeugt, und stützen Sie es dabei.
- Gehen Sie mit Ihrem Kind viel an die frische Luft.
- Manchmal hilft ein Klimawechsel: Vielleicht haben Sie die Möglichkeit, mit Ihrem Kind Urlaub im Mittel- oder Hochgebirge zu machen.
- Achten Sie darauf, dass Ihr Kind nicht mit Säuglingen oder alten Menschen in Kontakt kommt, während die Krankheit noch ansteckend ist.

VORBEUGEN

- Der einzig wirkliche Schutz gegen Keuchhusten ist die Impfung (> Seite 172). Sie kann bereits im frühen Babyalter vorgenommen werden.

**TIPP** Ein Kopfdampfbad lindert. Übergießen Sie dazu eine Handvoll Thymiankraut und einen Teelöffel Salz mit einem Liter kochendem Wasser. Den Aufguss lassen Sie zehn Minuten ziehen, seihen ihn ab und gießen ihn in eine Schüssel. Lassen Sie Ihr Kind sich darüberbeugen und fünf bis zehn Minuten inhalieren. Ein Handtuch über Kopf und Schultern sorgt dafür, dass der Dampf nicht zu schnell entweicht. Machen Sie mehrere Sitzungen am Tag.
**Vorsicht:** Lassen Sie Ihr Kind wegen der Verbrühungsgefahr beim Inhalieren nicht allein!

### Ein bewährter Tee bei Keuchhusten

Bei Keuchhusten ist ein krampf- und schleimlösender Tee aus Thymian-, Sonnentau- und Spitzwegerichkraut sehr gut geeignet. Mischen Sie die Kräuter zu gleichen Teilen. Nehmen Sie zwei Teelöffel davon (bis zum zweiten Lebensjahr nur einen Teelöffel) und übergießen Sie sie mit einem Viertelliter kochendem Wasser. Den Tee fünf Minuten ziehen lassen und dann abseihen. Geben Sie Ihrem Kind zwei- bis dreimal täglich eine Tasse zu trinken. Ihrem Baby geben Sie den Tee der Flaschennahrung bei.

# Krupphusten (Pseudokrupp)

Verschiedene Viren können zu einer Entzündung des Kehlkopfs und der oberen Luftröhre führen. Dadurch wird die Atmung behindert und der anfallartige Krupphusten hervorgerufen. Die Erkrankung tritt vor allem bei Kindern im Alter von einem halben bis zu vier Jahren auf.

### Krankheitszeichen
- trockener, bellender Husten, meist abends oder nachts
- hörbares Einziehen der Luft beim Einatmen
- Atemnot möglich
- Heiserkeit

Das Kind hat plötzlich trockenen, bellenden Husten – in den meisten Fällen abends oder nachts. Beim Atmen zieht es die Luft hörbar ein. Manchmal leidet es unter Atemnot, in schweren Fällen droht Erstickungsgefahr. Einige Tage hintereinander treten abends oder nachts Hustenanfälle auf; tagsüber ist das Kind in der Regel beschwerdefrei. Nach drei bis vier Tagen ist die Erkrankung meist vorüber. Manche Kinder bekommen öfter Krupp-Anfälle, häufig in den Herbstmonaten. Auch bei diesen Kindern ist die Krankheit etwa im Alter von vier bis fünf Jahren endgültig ausgestanden.

## Ärztliche Behandlung

Rufen Sie bei starker Atemnot sofort den Notarzt! Gehen Sie mit Ihrem Kind nach einem Krupp-Anfall in jedem Fall schnellstens zum Arzt, damit er Ihnen die notwendigen Medikamente verschreibt. Ihr Kind kann mit einer speziellen Flüssigkeit inhalieren, wodurch die Atemwege erweitert werden. Außerdem kann der Arzt Kortisonzäpfchen verordnen, die die entzündete Schleimhaut im Kehlkopfbereich abschwellen lassen. Falls dies nicht ausreicht, muss Ihr Kind im Krankenhaus behandelt werden.

Bewahren Sie Kortisonzäpfchen griffbereit im Kühlschrank auf, wenn Ihr Kind häufiger Anfälle von Krupphusten hat.

## Was Sie selbst tun können

- Versuchen Sie, Ihr Kind bei einem Krupp-Anfall zu beruhigen. Angst und Aufregung verschlimmern die Atemnot noch. Setzen Sie sich mit ihm ins Badezimmer und lassen Sie heißes Wasser in die Badewanne einlaufen – die feuchtwarme Luft tut ihm gut.
- Ist der Anfall vorüber, gehen Sie mit Ihrem Kind am besten noch eine Weile ans offene Fenster oder an die geöffnete Tür, damit die Schleimhäute abschwellen können.

# Asthma bronchiale

Die Erkrankung äußert sich in Asthma-Anfällen: Die Bronchien verengen sich krampfartig, die Bronchialschleimhaut entzündet sich, schwillt an und bildet vermehrt Schleim – schnell einsetzende Atemnot ist die Folge.
Bei einigen Kindern ruft ausschließlich eine allergische Reaktion auf Blütenstaub (Pollen) von Bäumen, Gräsern oder anderen Pflanzen Asthma-Anfälle hervor (> allergischer Schnupfen, Seite 90/91). Bei den meisten Kindern gibt es jedoch mehrere Auslöser, zu denen Atemwegsinfektionen, körperliche Anstrengung und Stress, seelische Probleme, Zigarettenrauch im Umfeld, Staub sowie andere Allergien zählen können. Asthma tritt familiär gehäuft auf.

*Wenn Ihr Kind unter allergischem Schnupfen leidet (> Seite 90/91), kann es im Lauf der Zeit auch an allergischem Asthma bronchiale erkranken. Sie sollten daher die Stoffe, auf die es überempfindlich reagiert, möglichst meiden.*

### Krankheitszeichen
- trockener Reizhusten
- Atemnot
- erschwertes Ausatmen mit pfeifendem Geräusch
- Blaufärbung von Lippen und Zunge möglich

Oft ist ein immer wiederkehrender, trockener Reizhusten, beispielsweise bei körperlicher Anstrengung, erstes Anzeichen einer Asthma-Erkrankung. Wenn es zu einem Asthma-Anfall kommt, hat das Kind Atemnot, und häufig ist beim Ausatmen ein pfeifendes Geräusch zu hören. Bei einem schweren Anfall kann eine Blaufärbung der Lippen und der Zunge auftreten. Ein Asthma-Anfall kann unter Umständen lebensgefährlich sein und ohne Behandlung zum Ersticken führen.
Wenn asthmatische Beschwerden nicht konsequent behandelt werden, kann es zu einer Überdehnung der Lungenbläschen kommen. Dadurch wird die Funktion der Lungen eingeschränkt, und eine verminderte körperliche Belastbarkeit ist die Folge.

## Ärztliche Behandlung

Suchen Sie schnellstens den Arzt auf oder verständigen Sie den Notarzt, wenn Ihr Kind zum ersten Mal einen Asthma-Anfall mit Atemnot hat. Es bekommt umgehend Medikamente, welche die Bronchien erweitern und den Muskelkrampf lösen.
Gehen Sie mit Ihrem Kind aber auch dann auf jeden Fall zum Arzt, wenn es immer wieder hustet, zum Beispiel bei körperlicher Anstrengung, morgens nach dem Aufstehen oder zu einer bestimmten Zeit im Frühjahr oder im

# Atemwegserkrankungen

Sommer (in der »Pollenflugsaison«, Adressen Seite 180/181). Durch einen speziellen Test kann der Arzt die Lungenfunktion prüfen und mit Hilfe von Haut- und Bluttests feststellen, ob Ihr Kind eventuell allergisch auf einen bestimmten Stoff reagiert. Falls sich in den Bronchien bereits eine starke Entzündung gebildet hat, muss Ihr Kind über einen gewissen Zeitraum kortisonhaltige Medikamente einnehmen. Wenn Ihr Kind immer wieder unter asthmatischen Beschwerden leidet, wird der Arzt ihm spezielle Medikamente als Dauertherapie sowie schnell wirkende, krampflösende Mittel für den Notfall verordnen. Letztere sind meistens zum Inhalieren.

Wenn eine Allergie Ursache für das Asthma ist, kann der Arzt eine Hyposensibilisierung als Behandlung vorschlagen. Dabei wird Ihrem Kind über einen längeren Zeitraum – Monate bis Jahre – eine winzige Menge des entsprechenden Stoffs gespritzt oder auch in Tropfen- oder Tablettenform verabreicht. Die Konzentration dieses Allergens wird langsam erhöht. Damit kann sich das Immunsystem daran »gewöhnen«, und die überschießende allergische Reaktion bleibt schließlich aus.

## Was Sie selbst tun können

- Bei dieser Erkrankung ist es das Wichtigste, durch konsequente Behandlung und vorausschauendes Verhalten akute Anfälle möglichst zu vermeiden. Achten Sie unbedingt darauf, dass Ihr Kind die empfohlene Therapie des Arztes exakt einhält und selbst lernt, Risiken abzuschätzen – dazu braucht es Ihre volle Unterstützung. Sie müssen also über die Erkrankung sowie die Möglichkeiten der Selbsthilfe und Behandlung genau Bescheid wissen. Erkundigen Sie sich, ob Ihr Kinderarzt Asthma-Schulungen anbietet. Wenn nicht, kann er Ihnen Adressen von Ansprechpartnern geben. Außerdem ist es ratsam, einen schriftlichen »Notfallplan« vorzubereiten, auf dem die Medikamente und Dosierungen festgehalten sind.
- Sobald Ihr Kind alt genug ist, sollte es lernen, wie es mit der Asthma-Erkrankung am besten umgehen kann und wie es bei einem Asthma-Anfall reagieren muss. Auch für Kinder werden regelmäßig Schulungen angeboten. Darüber hinaus können Sie gemeinsam mit Ihrem Kind an der See oder im Gebirge eine mehrwöchige Kur mit einem Schulungsprogramm machen. Schon ein anderes Klima trägt oft zur Besserung bei. Ihr Kind trifft dort außerdem andere Kinder mit ähnlichen Beschwerden und merkt, dass es damit nicht allein ist. Sprechen Sie mit Ihrem Kinderarzt über diese Möglichkeit.
- Ist Ihr Kind bereits im Schulalter, so kann es lernen, mit einem einfachen Gerät, einem Peak-flow-Meter, selbst täglich zu bestimmen, wie hoch die maximale von ihm erreichte Luftströmung beim Ausatmen ist.

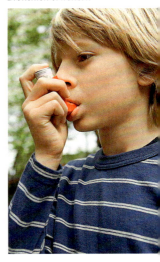

*Bei einem beginnenden Asthma-Anfall kann Ihr Kind mit einem Inhaliergerät ein vordosiertes Medikament einatmen, das die Bronchien erweitert.*

Dieser Wert ist ein Anhaltspunkt dafür, wie sehr die Bronchien verengt sind. Bei guter Schulung kann Ihr Kind bald selbst beurteilen, wann es seine Medikamente nehmen oder zum Arzt gehen muss.

### Ratschläge für den Alltag

- Achten Sie darauf, dass in der Umgebung Ihres Kindes nicht geraucht wird – die Schleimhäute der Bronchien werden dadurch unnötig gereizt.
- Ist eine Allergie Ursache des Asthmas, so können Sie (wie bei einem allergischen Schnupfen) einige Vorsichtsmaßnahmen treffen. Lesen Sie hierzu noch einmal die Maßnahmen auf Seite 91.
- Selbst wenn bisher nicht festgestellt wurde, dass Ihr Kind eine Allergie gegen Tierhaare hat (oder gegen Tierspeichel oder Kot), sollten Sie kein Haustier anschaffen. Es könnte eine weitere Allergie entstehen.
- Sorgen Sie dafür, dass Ihr Kind regelmäßig Sport treibt. Das hat einen positiven Effekt auf die Lungenfunktion und gibt ihm das Selbstbewusstsein, körperlich mit anderen mithalten zu können.

**VORBEUGEN**

*Es hat einen positiven Einfluss auf den Krankheitsverlauf, wenn Ihr Kind ein Blasinstrument spielt oder viel singt, etwa in einem Chor.*

### So helfen Sie Ihrem Kind bei einem Asthma-Anfall

- Bewahren Sie als Eltern bei einem Asthma-Anfall unbedingt Ruhe.
- Hat Ihr Kind zum ersten Mal einen Asthma-Anfall, müssen Sie, wie bereits erwähnt, schnellstens einen Arzt aufsuchen oder den Notarzt verständigen.
- Wenn Ihr Kind schon einmal einen Anfall hatte, geben Sie ihm seine Notfallmedikamente nach Anweisung des Arztes. Tritt keine Besserung ein, müssen Sie den Notarzt rufen.
- Öffnen Sie das Fenster.
- Versuchen Sie, der Angst Ihres Kindes entgegenzuwirken. Helfen Sie ihm, sich zu entspannen. Legen Sie zum Beispiel eine beruhigende Musik auf oder machen Sie etwas autogenes Training mit ihm. Diese Entspannungstechnik kann zum Beispiel im Rahmen einer Asthma-Schulung erlernt werden (Adresse Seite 179).
- Achten Sie darauf, dass Ihr Kind während des Anfalls aufrecht sitzt und sich mit den ausgestreckten Armen auf den Oberschenkeln abstützt, damit es besser atmen kann.
- Bitten Sie Ihr Kind, beim Ausatmen die Lippen anzuspannen und »in die Breite zu ziehen«, sodass nur ein schmaler Spalt des Mundes offen bleibt. Das wirkt einer Überblähung der Lungenbläschen entgegen und hat einen positiven Einfluss auf den Verlauf des Asthma-Anfalls.
- Reiben Sie nach einem Asthma-Anfall den Rücken Ihres Kindes sanft mit Lavendelöl ein.

# Lungenentzündung

Eine Lungenentzündung kann durch Viren oder durch Bakterien verursacht werden. Zum Teil beginnt sie ohne Vorerkrankung, meist geht ihr allerdings eine Infektion der oberen Luftwege voraus (> Erkältung, Seite 86 bis 88, > Grippe, Seite 62/63, > Bronchitis, Seite 98 bis 100). Auch im Zusammenhang mit Masern (> Seite 52/53) ist eine Lungenentzündung möglich.

### Krankheitszeichen
- beschleunigte, oberflächliche Atmung
- Atemnot
- Husten (bei Babys nicht immer)
- Fieber möglich

Ein Kind mit Lungenentzündung macht einen schwerkranken, apathischen Eindruck. Es atmet schnell und oberflächlich. Man sieht, dass es Atemnot hat. Häufig hört man ein Stöhnen, manchmal ein Pfeifen beim Ausatmen. Der Husten ist schmerzhaft und kann trocken oder verschleimt sein. Fieber tritt nicht immer auf, kann aber in manchen Fällen sehr hoch sein (40 °C). Jüngere Kinder klagen manchmal über Bauchschmerzen. Beim Baby zieht sich beim Einatmen die Haut über den Schlüsselbeinen und zwischen den Rippen ein, und die Nasenflügel werden aufgebläht.

## Ärztliche Behandlung

Gehen Sie sofort zum Arzt, wenn Sie vermuten, dass Ihr Kind eine Lungenentzündung hat. Er wird schleimlösende Medikamente und gegebenenfalls Antibiotika sowie Fieberzäpfchen verordnen. In schweren Fällen muss Ihr Kind zur Behandlung in die Klinik.

## Was Sie selbst tun können

- Senken Sie hohes Fieber mit Wadenwickeln (> Seite 48) oder Fieberzäpfchen nach Empfehlung des Arztes.
- Lassen Sie Ihr Kind viel trinken, am besten Hustentee (> Seite 99).
- Geben Sie Ihrem Kind Hustensaft mit Rettich (> Seite 99).
- Sorgen Sie für leichte, vitaminreiche Kost.
- Lüften Sie das Kinderzimmer häufig. Ziehen Sie Ihr Kind nachts warm an und lassen Sie das Fenster etwas offen.
- Richten Sie das Krankenlager Ihres Kindes so ein, dass es mit etwas erhöhtem Oberkörper liegt.

**Geben Sie Ihrem Kind bei einer Lungenentzündung keine Milch, denn sie fördert die Verschleimung.**

# Rund um den Bauch

## Wenn der Bauch wehtut

Bauchschmerzen sind häufig. Vor allem bei jüngeren Kindern kommt es oft vor, dass sie über ein »Aua« im Bauch klagen, auch wenn es ihnen an einer anderen Stelle wehtut. Doch lässt sich meist an einigen typischen Zeichen erkennen, um welche Art von Bauchschmerzen es sich handelt. Oft haben Kinder einfach Verstopfung (> Seite 117), weil sie wieder einmal zu viel

### Mein Kind hat Bauchschmerzen

| Art der Schmerzen | Übelkeit/ Erbrechen | Durchfall | Verstopfung | Fieber | Besonderheiten | |
|---|---|---|---|---|---|---|
| krampfartig, im Bereich des Nabels | möglich | möglich | möglich | nein | Schmerzen treten immer wieder in Stress- oder Angstsituationen auf | **Seelische Ursachen** |
| krampfartig, mit Blähungen | ja | ja | nein | möglich | häufig Übelkeit; bei starkem Flüssigkeitsverlust Teilnahmslosigkeit und Apathie möglich | **Magen-Darm-Infektion** > Seite 112 |
| krampfartig | bei jüngeren Kindern möglich | bei jüngeren Kindern möglich | nein | möglich | jüngere Kinder: eventuell nur Fieber und allgemeines Unwohlsein; ältere Kinder: häufiger Harndrang, Brennen oder Schmerzen beim Wasserlassen; Einnässen möglich | **Harnwegsinfektion** > Seite 120 |
| krampfartig; zunächst im Nabelbereich, dann im rechten Unterbauch | möglich | möglich | möglich | ja, oft nur leicht | Schonhaltung mit angezogenen Beinen, Schmerzen beim Gehen | **Blinddarmentzündung** > Seite 118 |

Schokolade gegessen haben. Tauchen die Bauchschmerzen immer vor einer Klassenarbeit auf, sind sie sehr wahrscheinlich seelisch bedingt – übrigens eine der Hauptursachen für Bauchschmerzen im Kindesalter.

Anders bei plötzlich auftretenden Schmerzen. Auch wenn dahinter oft nur eine harmlose Infektion steckt (> Seite 29, 112/113): Gehen Sie lieber einmal öfter zum Arzt! Wenn das Allgemeinbefinden Ihres Kindes schlecht ist, sollten Sie sofort zum Arzt gehen oder einen Notarzt holen. Es kann sich um eine Blinddarmentzündung (> Seite 118) oder einen Darmverschluss (> Seite 119) handeln. Auch wenn Ihr Kind längere Zeit ohne erkennbare Ursache Bauchweh hat, sollte es zum Arzt. Vielleicht hat es eine Wurmerkrankung (> Seite 123) oder eine Magenschleimhautentzündung.

## Mein Kind hat Bauchschmerzen

| Art der Schmerzen | Übelkeit/ Erbrechen | Durchfall | Verstopfung | Fieber | Besonderheiten | |
|---|---|---|---|---|---|---|
| immer wiederkehrende Schmerzen im Oberbauch | möglich, eventuell Blutbeimengung | nein | nein | nein | Appetitlosigkeit, allgemeines Unwohlsein | **Magenschleimhautentzündung;** gehen Sie bei Verdacht zum Arzt |
| immer wiederkehrende, leichte bis krampfartige Schmerzen | äußerst selten | möglich | möglich | nein | allgemeines Unwohlsein, Appetitlosigkeit oder Heißhunger, juckender After | **Wurmerkrankungen** > Seite 123 |
| krampfartig | ja | ja | nein | nein | Hautausschlag möglich; Krankheitszeichen treten nach Essen bestimmter Nahrungsmittel (zum Beispiel Kuhmilch) auf | **Nahrungsmittelunverträglichkeit** > Seite 114 |
| krampfartig | starkes Erbrechen, möglicherweise mit Darminhalt | schleim- und bluthaltiger Durchfall bei Darmeinstülpung | ja | möglich | aufgetriebener Bauch; Apathie, Blässe, kalter Schweiß | **Darmverschluss** > Seite 119 |

# KRANKHEITEN DES KINDES

# Erbrechen und Durchfall

Kinder erbrechen häufiger als Erwachsene. Grund dafür ist oft nur, dass sie viel durcheinander gegessen oder sehr kalte Getränke getrunken haben. Auch aufregende Situationen können der Auslöser sein. Treten Durchfall und Fieber hinzu, handelt es sich meist um eine Magen-Darm-Infektion (> Seite 112/113). Kommen zu Erbrechen und/oder Durchfall andere Symptome, kann eine schwerwiegendere Erkrankung des Magen-Darm-Trakts vorliegen. Übelkeit und Erbrechen können auch Zeichen für Erkrankungen oder Verletzungen des Gehirns sein (> Diagnosetabelle unten).

## Mein Kind erbricht sich und/oder hat Durchfall

| Übelkeit/ Erbrechen | Durchfall | Verstopfung | Bauchschmerzen | Fieber | Besonderheiten | |
|---|---|---|---|---|---|---|
| beides möglich | möglich | nein | krampfartig; im Bereich des Nabels | nein | Beschwerden treten in Stress- oder Angstsituationen auf | **Seelische Ursachen** |
| ja | ja | nein | krampfartig, mit Blähungen | möglich | bei starkem Flüssigkeitsverlust Apathie | **Magen-Darm-Infektion** > Seite 112 |
| möglich | möglich | möglich | zunächst im Nabelbereich, dann im rechten Unterbauch | ja, meist nur leicht | Schonhaltung mit angezogenen Beinen, Schmerzen beim Gehen | **Blinddarmentzündung** > Seite 118 |
| möglich, eventuell Blutbeimengung | nein | nein | immer wiederkehrende Schmerzen im Oberbauch | nein | Appetitlosigkeit, allgemeines Unwohlsein | **Magenschleimhautentzündung;** gehen Sie bei Verdacht zum Arzt |
| ja | ja | nein | krampfartig | nein | Hautausschlag möglich; Krankheitszeichen treten nach dem Essen bestimmter Nahrungsmittel auf (beispielsweise Kuhmilch) | **Nahrungsmittelunverträglichkeit** > Seite 114 |

# Rund um den Bauch

## Mein Kind erbricht sich und/oder hat Durchfall

| Übelkeit/ Erbrechen | Durchfall | Verstopfung | Bauchschmerzen | Fieber | Besonderheiten | |
|---|---|---|---|---|---|---|
| nein | breiiger, massiger, schlecht riechender Stuhl | nein | nein | nein | Beschwerden nach Essen von Lebensmitteln aus Getreide; Gedeihstörungen; aufgetriebener Bauch | **Zöliakie** > Seite 116 |
| nein | ständig massiger, schlecht riechender, fett glänzender Stuhl | nein | nein | nein | häufige, schwere Atemwegsinfekte, chronischer Husten; Gedeihstörungen | **Mukoviszidose;** gehen Sie bei Verdacht sofort zum Arzt > Seite 180 |
| starkes Erbrechen, möglicherweise mit Darminhalt | schleim- und bluthaltiger Durchfall (> Darmeinstülpung Seite 119) | ja | krampfartig | nein | aufgetriebener Bauch; Apathie, Blässe, kalter Schweiß | **Darmverschluss** > Seite 119 |
| meist Übelkeit und Erbrechen | nein | nein | nein | nein | anfallartige, starke, meist einseitige Kopfschmerzen | **Migräne** > Seite 84 |
| häufig Übelkeit und Erbrechen | nein | nein | nein | hohes Fieber | starke Kopfschmerzen, Nackensteifigkeit | **Gehirnhautentzündung** > Seite 85 |
| ja | nein | nein | nein | nein | Kopfschmerzen, nicht immer sichtbare Kopfverletzung | **Kopfverletzung** > Seite 150 |
| häufig nüchtern, nach dem Aufstehen Übelkeit und Erbrechen | nein | nein | nein | nein | zunehmende Kopfschmerzen; Verhaltensänderungen, Lähmungen, Krampfanfälle möglich | **Gehirntumor;** gehen Sie bei Verdacht zum Arzt |

# Magen-Darm-Infektion

Magen-Darm-Infektionen werden meistens von Viren, selten von Bakterien ausgelöst. Die Krankheitserreger lösen eine Entzündung der Magen- und Darmschleimhaut aus.

> **Krankheitszeichen**
> - Erbrechen und/oder Durchfall
> - Bauchschmerzen, Übelkeit
> - Fieber

Das Kind erbricht in der Regel plötzlich, ohne vorherige Zeichen von Übelkeit – oft nach einer Mahlzeit. Häufig tritt dann leichtes bis hohes Fieber auf. Breiiger bis wässriger Durchfall setzt oft erst einige Zeit später ein. Manchmal kommt es auch nur zu Durchfall ohne Erbrechen. Nach etwa einer Woche ist die Krankheit meist überstanden. Durch das Erbrechen und den Durchfall verliert der Körper viel Flüssigkeit und Mineralstoffe. Bei Säuglingen, aber auch bei Kleinkindern kann es deshalb schnell zu einer lebensbedrohlichen Austrocknung des Körpers kommen (> Seite 29).

## Ärztliche Behandlung

Wenn Ihr Baby oder Kleinkind erbricht oder Durchfall hat, sollten Sie immer zum Arzt gehen, der feststellt, wie groß der Flüssigkeitsverlust ist. Besondere Vorsicht ist auch geboten, wenn ein älteres Kind wenig trinkt oder sehr müde und schlapp wirkt. Suchen Sie ebenfalls den Arzt auf, wenn Ihr Kind Blut im Stuhl hat. Dies kann bedeuten, dass es sich um eine bakterielle Infektion (beispielsweise Salmonelleninfektion) handelt, die mit Antibiotika behandelt werden muss, wenn es Ihrem Kind sehr schlecht geht. Außerdem kann der Arzt Elektrolytlösungen, Zäpfchen, die den Brechreiz lindern, Lactobacillen, damit sich die Darmschleimhaut schneller erholt, sowie den Stuhl festigende Medikamente verordnen. Falls Ihr Kind bereits sehr viel Flüssigkeit verloren hat, muss es eine Infusion bekommen.

## Was Sie selbst tun können

- Achten Sie darauf, dass Ihr Kind viel trinkt – zu essen braucht es nichts! Um den Verlust an Flüssigkeit und Mineralstoffen auszugleichen, geben Sie ihm die verordneten Elektrolytlösungen (damit sie besser schmecken: mit einem kleinen Schuss frisch gepressten Orangensaft), Kamillentee oder ein stilles Mineralwasser. Vermeiden Sie Fruchtsäfte und Milch.

*Brühen Sie einen Esslöffel Kamillenblüten mit einem Liter Wasser auf. Seihen Sie den Tee nach zehn Minuten ab. Geben Sie Ihrem Kind mehrmals täglich eine Tasse davon (kalt oder aufgewärmt) zu trinken.*

# Rund um den Bauch

- Sie können Ihrem Kind auch eine leichte Karottensuppe oder einen Orangentee zubereiten:
  **Karottensuppe:** Kochen Sie ein halbes Kilo Karotten eine Stunde lang in einem Liter Wasser. Dann passieren und pürieren Sie sie und füllen die Suppe mit abgekochtem Wasser wieder auf einen Liter auf. Fügen Sie einen gestrichenen Teelöffel Salz hinzu. Ihr Kind sollte davon immer wieder teelöffelweise essen.
  **Orangentee:** Mischen Sie einen Viertelliter sehr dünnen Schwarztee mit 50 Milliliter frisch gepresstem Orangensaft, einem Teelöffel Traubenzucker sowie einer Prise Salz. Ihr Kind sollte mehrmals täglich schluckweise davon trinken.
- Wenn Ihr Kind wieder Appetit hat, geben Sie ihm Zwieback, Salzstangen, Toast oder Brezeln; falls es diese verträgt, können Sie ihm geriebenen Apfel, reife Bananen, leicht gesalzene Nudeln, zerdrückte Kartoffeln mit gekochten Karotten oder gekochten, leicht gesalzenen Reis anbieten. Wie Sie Ihr Baby bei einer Magen-Darm-Infektion füttern können, lesen Sie auf Seite 29.

### Bewährte Tees gegen Durchfall

Tees aus Blaubeeren oder Brombeeren wirken wegen der in den Beeren enthaltenen Gerbstoffe stopfend:

- **Blaubeertee:** Lassen Sie vier Esslöffel getrocknete Blaubeeren in einem halben Liter kaltem Wasser fünf bis zehn Minuten quellen und dann zehn Minuten kochen. Seihen Sie den Tee ab und geben Sie Ihrem Kind mehrmals täglich einen Esslöffel.
- **Brombeertee:** Übergießen Sie zwei Teelöffel Brombeerblätter mit einem halben Liter kochendem Wasser. Den Tee zehn Minuten ziehen lassen, dann abseihen. Geben Sie Ihrem Kind mehrmals täglich einen Esslöffel.

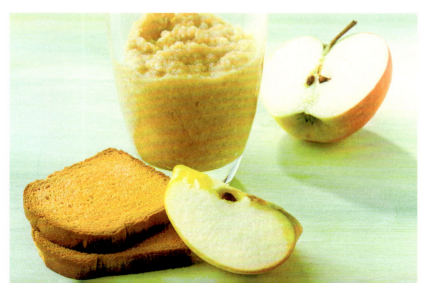

*Zwieback und ein geriebener Apfel unterstützen dabei, Magen und Darmflora wieder ins Gleichgewicht zu bringen*

# KRANKHEITEN DES KINDES

# Nahrungsmittelunverträglichkeit

Eine spezielle Form der Nahrungsmittelunverträglichkeit ist die Zöliakie (> Seite 116).

Die Ursache dafür, dass ein Nahrungsmittel vom Kind nicht vertragen wird, ist oft nicht bekannt. Manchmal kann eine bestimmte Art von Enzymen – spezielle Eiweiße, die benötigt werden, um Nahrungsmittel in ihre verwertbaren Bestandteile aufzuspalten – vom Körper nicht ausreichend bereitgestellt werden oder bestimmte Enzyme fehlen ganz. In anderen Fällen handelt es sich bei der Unverträglichkeit um eine Allergie.

### Krankheitszeichen
- nach dem Essen bestimmter Nahrungsmittel Bauchschmerzen, Erbrechen und Durchfall
- Hautausschlag möglich

Häufig bekommt das Kind bereits kurze Zeit nach dem Essen des betreffenden Nahrungsmittels Bauchschmerzen, muss sich erbrechen oder hat Durchfall. Verträgt ein Baby die angebotene Milch nicht, nimmt es nur schlecht oder gar nicht zu.

Bei einer Allergie können zusätzlich zu den Symptomen auch wässriger Schnupfen (> Seite 90/91), Husten oder Hautausschläge (> Seite 130/131) auftreten. In ganz seltenen Fällen kann es zu einer schweren allergischen Reaktion kommen: dem unter Umständen lebensgefährlichen anaphylaktischen Schock mit Atemnot und Kreislaufkollaps. Manchmal zeigen sich Krankheitszeichen einer Allergie auch erst nach Stunden oder Tagen.

Allergien können grundsätzlich durch jedes Nahrungsmittel sowie durch chemische Zusatzstoffe verursacht werden. Besonders häufig sind jedoch Kuhmilch sowie alle daraus hergestellten Produkte und Lebensmittel, die Milcheiweiß enthalten, Grund für eine allergische Reaktion, außerdem Eier, Zitrusfrüchte, Nüsse, Südfrüchte, Hülsenfrüchte, verschiedene Gewürze und Fisch. Allergien können auch nach dem Verzehr von Nahrungsmitteln auftreten, die das Kind bisher gut vertragen hat. Andererseits können sie auch nach einiger Zeit wieder verschwinden.

## Ärztliche Behandlung

Wenn Sie nicht sicher sind, was genau Ihr Kind nicht verträgt, oder wenn das betreffende Nahrungsmittel für seine Ernährung wichtig ist, sollten Sie den Arzt aufsuchen. Er kann zunächst mit Hilfe verschiedener Testverfahren feststellen, welche Art der Unverträglichkeit vorliegt und worauf Ihr Kind reagiert. Dann wird er empfehlen, das »verdächtige« Nahrungsmittel

# Rund um den Bauch

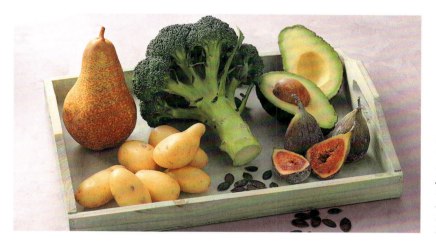

*Einige Lebensmittel lösen relativ selten Nahrungsmittelallergien aus. Dazu zählen Kartoffeln, Brokkoli, Avocado, Birnen, frische Feigen und getrocknete Kürbiskerne.*

vorübergehend konsequent wegzulassen und raten, auf welche Nahrungsmittel Sie ausweichen können, ohne dass Ihr Kind auf wesentliche Nährstoffe verzichten muss.

## Was Sie selbst tun können

- Achten Sie sehr bewusst darauf, nach welchem Essen Ihr Kind unter Bauchschmerzen, Erbrechen, Durchfall oder anderen Zeichen einer Unverträglichkeit leidet. Informieren Sie sich bei Ihrem Arzt, wodurch Sie diese Lebensmittel ersetzen können, um den Nährstoffbedarf Ihres Kindes trotzdem zu decken.
- Nahrungsmittel, die Ihr Kind noch nie zuvor gegessen hat, sollten Sie ihm jeweils einzeln anbieten, nicht mehrere auf einmal.
- Es kann helfen, wenn Sie den Speiseplan Ihres Kindes eine Weile auf einige wenige Nahrungsmittel beschränken.
- Wenn in Ihrer Familie Allergien bekannt sind, sollten Sie Ihr Kind vier bis sechs Monate lang voll stillen. Falls Sie dies nicht können oder wollen, füttern Sie Ihr Baby mit (hypoallergener) HA-Nahrung. Ist ein Elternteil an Neurodermitis erkrankt, sollte das Baby eine volle hydrolysierte Nahrung erhalten. Wenn Sie nach vier bis sechs Monaten zufüttern, bieten Sie ihm nur ein Nahrungsmittel auf einmal an und beobachten dann etwa zwei bis drei Wochen, wie Ihr Kind reagiert.
- Geben Sie Ihrem Kind vor seinem ersten Geburtstag keine Kuhmilch zu trinken. Das Zufüttern von Fisch wird frühestens ab dem achten Monat empfohlen. Auf diese Weise können Sie das Auftreten einer Allergie abschwächen oder zumindest hinauszögern.

VORBEUGEN

# Zöliakie

Ursache ist eine Unverträglichkeit des Eiweißstoffs Gluten, der in den Getreidesorten Weizen, Roggen, Gerste und Hafer enthalten ist. Die Krankheitszeichen treten auf, wenn dem Baby zum ersten Mal Vollkornbrei, Zwieback, Brot oder andere Getreideprodukte zugefüttert werden.

### Krankheitszeichen
- ständig breiiger, massiger, schlecht riechender Stuhl
- Appetitlosigkeit, Müdigkeit, Reizbarkeit
- schlechte Gewichtszunahme oder Gewichtsverlust

Wenn ein Kind unter Zöliakie leidet, hat es einen in Beschaffenheit und Menge auffälligen Stuhl. Außerdem wird es zunehmend müde, hat keinen Appetit und ist leicht reizbar. Es nimmt nur schlecht oder gar nicht mehr zu. Typisch sind bei der Erkrankung außerdem ein aufgetriebener, dicker Bauch und auffällig dünne Arme und Beine. Wird das Kind konsequent mit glutenfreien Lebensmitteln ernährt, entwickelt es sich völlig normal.

## Ärztliche Behandlung

Wenn Sie vermuten, dass Ihr Kind Zöliakie hat, sollten Sie mit ihm unbedingt zum Arzt gehen. Mit Hilfe eines Bluttests und einer Gewebeprobe aus dem Dünndarm (die in der Klinik entnommen wird) kann festgestellt werden, ob die Erkrankung tatsächlich vorliegt. Ihr Arzt wird Sie beraten, wie Sie Ihr Kind glutenfrei ernähren können.

## Was Sie selbst tun können

- Achten Sie darauf, dass nur glutenfreie Nahrungsmittel auf den Speisezettel Ihres Kindes kommen.
- Ihr Kind darf keine handelsüblichen Getreideprodukte aus Weizen, Roggen, Gerste oder Hafer essen (auch nicht Mehl, Grieß oder Flocken aus diesen Getreidesorten; außerdem keine Wurstwaren, in denen Getreide verarbeitet wurde).
- Erlaubt sind Kartoffeln, Reis und Mais, Hirse, Buchweizen und Sojabohnen sowie natürlich Nahrungsmittel wie Milch, Gemüse und Obst, Eier, Fleisch und Fisch, außerdem speziell hergestellte glutenfreie Nudeln, Kekse, Teigwaren oder andere Getreideprodukte.
- Vorsicht bei fertigen Suppen und Soßen: Auch darin ist häufig der Eiweißstoff Gluten enthalten!

*Viele glutenfreie Lebensmittel sind im Reformhaus erhältlich.*

# Verstopfung

Es gibt keine Norm, wie oft Kinder Stuhlgang haben sollten. Bei manchen ist das zweimal pro Tag, bei anderen nur jeden zweiten oder dritten Tag. Bei Säuglingen, die mit Muttermilch ernährt werden, schwankt es sogar zwischen zehnmal am Tag und einmal die Woche.

> **Typische Zeichen**
> - seltenes Entleeren von hartem, trockenem Stuhl
> - Bauchschmerzen, Schmerzen beim Stuhlgang
> - Appetitlosigkeit

Um eine Verstopfung handelt es sich erst, wenn der Stuhl sehr trocken und hart ist und nur ungefähr alle vier Tage entleert wird. Häufig ist das dann so schmerzhaft, dass das Kind davor Angst hat und den Stuhl möglichst lange zurückhält. Dadurch kann der natürliche Entleerungsreflex allmählich verloren gehen. Es kann sein, dass das Kind ständig etwas Stuhl in der Hose hat, weil weicher Kot im Enddarm am verfestigten Kot vorbeifließt.
Ursache der Verstopfung ist oft eine falsche Ernährung: Die Kinder essen zu viele Süßigkeiten und zu wenig ballaststoffreiche Nahrungsmittel wie Gemüse, Obst und Vollkornprodukte. Außerdem trinken sie zu wenig. Manchmal sind auch seelische Probleme oder eine zu strenge Sauberkeitserziehung der Grund. Beim Baby kann die Umstellung von Mutter- oder Flaschenmilch auf Breimahlzeiten manchmal Verstopfung auslösen.

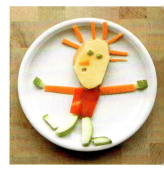

*So angerichtet, wird jedes Kind ballaststoffreiche Nahrungsmittel gern zu sich nehmen. Gegen Verstopfung helfen eingeweichtes Trockenobst, Traubensaft und Hagebuttenmark.*

## Ärztliche Behandlung

Wenn Ihr Kind länger als vier Tage keinen Stuhlgang hatte oder schon seit längerer Zeit immer wieder unter Verstopfung leidet, sollten Sie immer den Arzt aufsuchen, um die Ursache zu klären. Wenn starke Bauchschmerzen dazukommen, gehen Sie bitte sofort zum Arzt. Bei hartnäckiger Verstopfung kann ein Einlauf nötig sein.

## Was Sie selbst tun können

- Reduzieren Sie Süßigkeiten auf ein Minimum und achten Sie auf eine ausgewogene Vollwertkost.
- Sorgen Sie dafür, dass Ihr Kind immer genügend Bewegung hat, das regt die Darmtätigkeit an.
- Erziehen Sie Ihr Kind nicht zu früh zur Sauberkeit – wenn es von allein auf sein Töpfchen will, ist das der richtige Zeitpunkt.

VORBEUGEN

# Blinddarmentzündung

Eine Blinddarmentzündung tritt meist erst nach dem dritten Lebensjahr auf. Die Erkrankung müsste eigentlich Wurmfortsatzentzündung heißen, da sich nicht der Blinddarm selbst entzündet, der ein Teil des Dickdarms ist, sondern sein etwa acht Zentimeter langer, wurmartiger Fortsatz. Verschiedene Ursachen können zu einer Abflussbehinderung im Bereich von Blinddarm und Wurmfortsatz führen und so die Entzündung des letzteren begünstigen.

*Typisch bei einer Blinddarmentzündung ist die Schonhaltung mit angezogenen Beinen.*

### Krankheitszeichen
- Bauchschmerzen, häufig Erbrechen
- Fieber

Zunächst treten im Nabelbereich, dann im rechten Unterbauch krampfartige Bauchschmerzen auf. Häufig kommt es zu mäßig hohem Fieber, und sehr oft erbricht das Kind. In manchen Fällen hat es Durchfall, sodass man fälschlicherweise auf eine Magen-Darm-Infektion tippt. Auch Verstopfung ist möglich. Ein einfacher Test: Hustet Ihr Kind oder hüpft es auf einem Bein, verschlimmern sich die Schmerzen. Wenn die Entzündung nicht rechtzeitig erkannt wird, kann der Wurmfortsatz aufbrechen (Blinddarmdurchbruch), und eventuell gelangt Eiter in die Bauchhöhle. Dies kann zu einer lebensgefährlichen Bauchfellentzündung führen.

## Ärztliche Behandlung

Wenn Ihr Kind über starke Bauchschmerzen klagt, sollten Sie mit ihm immer den Arzt aufsuchen. Stellt er eine Blinddarmentzündung fest, wird er Ihr Kind in die Klinik überweisen. Dort wird der entzündete Wurmfortsatz in einer Operation entfernt.

## Was Sie selbst tun können

Wenn Sie vermuten, dass Ihr Kind eine Blinddarmentzündung hat, sollten Sie ihm keine Schmerzzäpfchen geben, da Ort und Art der Schmerzen für die Diagnose wichtig sind. Es sollte auch nichts mehr essen oder trinken, da es für eine Operation nüchtern sein muss.

> **ACHTUNG** Wenn starke Schmerzen im rechten Unterbauch plötzlich nachlassen, kann es zu einem Blinddarmdurchbruch gekommen sein. Rufen Sie sofort den Arzt!

# Darmverschluss

Die Ursachen für einen Darmverschluss (Ileus) sind vielfältig. Er kann mechanisch hervorgerufen werden, beispielsweise durch einen Fremdkörper, durch angeborene Darmfehlbildungen, einen Leistenbruch (> Seite 32) oder eine Darmeinstülpung, bei der sich ein Abschnitt des Darmes in den nächstfolgenden schiebt. Eine Darmeinstülpung ist vom dritten Lebensmonat bis zum dritten Lebensjahr häufig die Ursache für eine Behinderung oder Unterbrechung der Darmpassage. Auch eine Lähmung der Darmmuskulatur kann der Grund für einen Darmverschluss sein. Die Krankheitszeichen können sich allmählich entwickeln, aber auch plötzlich auftreten.

Besonders gefährdet sind Kinder nach einer Bauchoperation, da eventuell Gewebeverwachsungen entstanden sein können.

### Krankheitszeichen
- Verstopfung
- krampfartige Bauchschmerzen
- aufgetriebener, harter Bauch
- starkes Erbrechen (mit Darminhalt möglich)
- Apathie
- Blässe und kalter Schweiß
- Darmeinstülpung: schleim- und bluthaltiger Durchfall

Das Kind hat Verstopfung und krampfartige Bauchschmerzen. Sein Bauch ist sehr stark aufgebläht. Es erbricht sehr heftig, möglicherweise auch Darminhalt (grünlich-gelbliche Flüssigkeit oder sogar Kot). Es kann einen Kreislaufschock (> Seite 151) bekommen, der sich äußerlich durch Apathie, Blässe und feuchtkalte Haut zeigt. Bei der Darmeinstülpung kommt es zusätzlich zu den genannten Krankheitszeichen am Anfang zu Durchfall mit Beimischung von Schleim und Blut.

## Ärztliche Behandlung

Rufen Sie sofort den Notarzt, da ein Darmverschluss lebensgefährlich werden kann und sofort operiert werden muss. Ist eine Darmeinstülpung Ursache des Verschlusses, kann in der Klinik zunächst versucht werden, den Darm durch einen Einlauf mit Röntgenkontrastmittel wieder in die normale Position zu bringen. Gelingt dies nicht, muss ebenfalls operiert werden.

## Was Sie selbst tun können

Geben Sie Ihrem Kind nichts mehr zu essen oder zu trinken, da es für die Operation nüchtern sein muss.

# Harnwegsinfektion

Bakterien, Pilze oder Viren können eine Entzündung der Harnwege verursachen. Die Krankheitserreger gelangen in die Harnröhre und dringen weiter vor in die Blase. Von dort aus können sie sich über die beiden Harnleiter sogar bis zu den Nieren ausbreiten. Mädchen erkranken häufiger als Jungen, da sie eine relativ kurze Harnröhre haben, sodass die Erreger schneller in die Blase gelangen können.

> **Krankheitszeichen**
> - häufiger Harndrang, dabei Brennen oder Schmerzen
> - Fieber, Bauchschmerzen
> - Rückenschmerzen möglich
> - trüber, blutiger Urin möglich
> - bei Babys nur Fieber oder auch Appetitlosigkeit
> - Unruhe und Blässe
> - bei Kindern bis zu zwei Jahren meist Fieber, Blässe, Appetitlosigkeit, Erbrechen und Durchfall

*Wenn Ihr Kind bereits trocken war, dann aber wieder einnässt, sollten Sie unbedingt untersuchen lassen, ob es eine Harnwegsinfektion hat.*

Beim Baby und beim Kleinkind lässt sich eine Harnwegsinfektion nur schwer erkennen, da eindeutige Krankheitszeichen fehlen. Beim Baby zeigt sie sich oft nur durch Fieber; zusätzlich trinkt das Kind möglicherweise schlecht, ist unruhig und blass.

Ein älteres Kind muss in der Regel häufig Wasser lassen und klagt über Brennen oder Schmerzen dabei. Sind auch die Nieren betroffen, können hohes Fieber und Schmerzen im unteren Rückenbereich dazukommen. Der Urin kann sehr trüb oder auch blutig sein. Immer wiederkehrende Harnwegsinfektionen können zu bleibenden Nierenschäden führen. Ihre Tochter sollte sich nach dem Stuhlgang den Po immer von vorn nach hinten abputzen, damit keine Keime in die Harnröhre gelangen.

## Ärztliche Behandlung

Gehen Sie mit einem fiebernden Kleinkind immer zum Arzt. Wenn Ihr Kind schon älter ist, auffällig oft auf die Toilette muss und dabei über Brennen oder Schmerzen klagt, sollten Sie ebenfalls den Arzt aufsuchen. Mit Hilfe einer Urinprobe wird er feststellen, ob Ihr Kind eine Harnwegsinfektion hat. Zur Behandlung wird er ein Antibiotikum verordnen.

Nach überstandener Krankheit wird der Urin noch mehrmals untersucht, um sicherzugehen, dass die Infektion vollständig ausgeheilt ist. Falls Ihr

Kind häufiger Harnwegsinfektionen hat, wird der Arzt untersuchen, ob bei ihm Fehlbildungen oder Abflussstörungen in den Harnwegen vorliegen.

## Was Sie selbst tun können

- Geben Sie Ihrem Kind viel zu trinken, damit die Krankheitserreger möglichst schnell aus den Harnwegen herausgespült werden. Sehr zu empfehlen ist Preiselbeersaft.
- Halten Sie den Unterleib Ihres Kindes warm und achten Sie darauf, dass auch seine Füße immer trocken und warm sind.
- Achten Sie darauf, dass Ihr Kind regelmäßigen Stuhlgang hat. Verstopfung (> Seite 117) begünstigt Harnwegsinfektionen.

VORBEUGEN

### Bewährter Tee für Nieren und Blase

Geben Sie Ihrem Kind (ab vier Jahren) einen Tee aus Bärentraubenblättern. Lassen Sie ein bis zwei Teelöffel Bärentraubenblätter in einem Viertelliter kaltem Wasser 12 bis 24 Stunden ziehen. Rühren Sie gelegentlich um. Seihen Sie ab und geben Sie Ihrem Kind mehrmals täglich eine Tasse leicht angewärmten Tee zu trinken.

### Urinproben für den Arzt

Achten Sie darauf, dass der Urin möglichst frisch ist. Er sollte in einem verschlossenen, sauberen Gefäß und im Kühlschrank höchstens zwei Stunden aufbewahrt werden, sonst können sich darin Bakterien vermehren und das Untersuchungsergebnis verfälschen. Achten Sie darauf, dass Sie nicht den ersten und nicht den letzten Teil des Urins, sondern nur den »Mittelstrahl« auffangen. Beim Baby können Sie den Urin in einem speziellen Beutel aus der Apotheke sammeln.

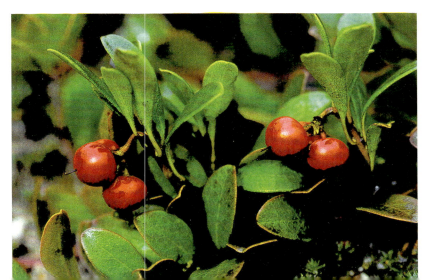

*Tee aus Bärentraubenblättern wirkt desinfizierend und eignet sich deshalb gut zur Behandlung einer Harnwegsinfektion. Damit der hohe Gerbstoffgehalt der Blätter den Magen nicht belastet, sollte der Tee nur kalt angesetzt werden.*

# KRANKHEITEN DES KINDES

# Akute Nierenentzündung

Die akute Nierenentzündung (Glomerulonephritis) tritt als Folge von Infektionskrankheiten auf, vor allem im Anschluss an Erkrankungen, die von Streptokokken ausgelöst werden.

Die Entzündung kann vor allem nach einer Infektion auftreten, die durch ein Bakterium aus der Gruppe der Streptokokken verursacht wurde, also nach einer Scharlacherkrankung (> Seite 56/57) oder nach einer eitrigen Rachen- oder Mandelentzündung (> Seite 94/95).

### Krankheitszeichen
- Müdigkeit, Appetitlosigkeit
- Übelkeit, Kopfschmerzen
- Fieber möglich
- spärliches Wasserlassen
- rosafarbener bis rotbrauner Urin
- aufgedunsenes Gesicht

Ein bis drei Wochen nach einer Infektion wird das Kind plötzlich auffällig müde und hat keinen Appetit mehr. Ihm ist übel, und es hat Kopfweh, eventuell auch leichtes Fieber. Sein Urin verfärbt sich rosafarben bis rotbraun. Das Gesicht und vor allem die Augenlider wirken aufgedunsen.
Meistens heilt die akute Nierenentzündung nach erfolgter (antibiotischer) Behandlung folgenlos ab. Nur in sehr seltenen Fällen kann es zu einer dauerhaften Nierenschädigung und zu Bluthochdruck kommen.

## Ärztliche Behandlung

Gehen Sie mit Ihrem Kind zum Arzt, wenn Sie eine Verfärbung des Urins und/oder Schwellungen im Gesicht bemerken. Hat Ihr Kind tatsächlich eine akute Nierenentzündung, bekommt es etwa zwei Wochen lang ein Antibiotikum und muss Bettruhe einhalten. Um die Nieren zu entlasten, muss es natrium- und eiweißarme Kost zu sich nehmen. Wie viel es trinken darf, sagt Ihnen der Arzt. Das richtet sich nach der ausgeschiedenen Urinmenge. In manchen Fällen muss das Kind eine Weile stationär im Krankenhaus behandelt werden.

## Was Sie selbst tun können

**VORBEUGEN**

- Sorgen Sie dafür, dass Ihr Kind die Bettruhe einhält (> Seite 14), nach dem verordneten Diätplan isst und die richtige Menge trinkt.
- Gehen Sie, wenn Ihr Kind eine eitrige Rachen- beziehungsweise Mandelentzündung hatte, unbedingt mit ihm zum vereinbarten Kontrolltermin. Auf diese Weise kann eine akute Nierenentzündung bereits im Anfangsstadium erkannt und behandelt werden.

# Wurmerkrankungen

Bei Kindern sind Infektionen mit Madenwürmern am häufigsten, seltener solche mit Spul- oder Bandwürmern. Ansteckungsquellen sind beispielsweise Lebensmittel, die nicht gründlich genug gewaschen wurden, oder Kot von Tieren. Es können aber auch die vielen Gegenstände sein, die ein Kind gerne in den Mund nimmt und an denen Wurmeier haften. Die Eier werden geschluckt, und die Würmer entwickeln sich im Magen-Darm-Trakt oder am After.

### Krankheitszeichen
- Madenwürmer: Juckreiz am After
- Spul- oder Bandwürmer: Appetitlosigkeit oder Heißhunger, allgemeines Unwohlsein, Bauchschmerzen

Madenwürmer verursachen – vor allem nachts – Juckreiz am After. Wenn das Kind sich am Po kratzt, gelangen die Würmer unter die Fingernägel und von dort in den Mund. Manchmal sind im Stuhl Würmer zu erkennen: Sie sehen wie kleine, weiße Fäden aus. Hat Ihr Kind Spul- oder Bandwürmer, fühlt es sich meist allgemein unwohl, hat wenig Appetit oder aber Heißhunger und klagt über Bauchschmerzen. Gewichtsverlust ist möglich.
In seltenen Fällen kommt es durch Ansammlung vieler Würmer zu einem Darmverschluss (> Seite 119).

## Ärztliche Behandlung
Wenn Sie eine Wurmerkrankung vermuten, sollten Sie auf jeden Fall mit Ihrem Kind zum Arzt gehen. Er wird eine Wurmkur verordnen (Saft oder Tabletten), die manchmal nach einigen Tagen wiederholt werden muss.

## Was Sie selbst tun können
- Achten Sie auf besondere Hygiene in Bad und Küche. Schneiden Sie Ihrem Kind die Fingernägel kurz. Wechseln Sie Unterwäsche, Handtücher, Schlafanzug und Bettwäsche häufig und kochen Sie sie aus. Reinigen Sie Spielsachen mit heißem Wasser, Seife oder Spülmittel.
- Waschen Sie Obst, Gemüse und Salat sehr sorgfältig vor dem Essen. Das gilt vor allem für Waldpilze und Waldbeeren; anstatt sie frisch zu essen, können Sie sie kochen oder einfrieren.
- Geben Sie Ihrem Kind bei einer Wurmerkrankung getrocknete Kürbiskerne zum Essen.

*Gewöhnen Sie Ihr Kind möglichst früh daran, sich vor jedem Essen gründlich die Hände zu waschen.*

# Scheidenentzündung

Relativ häufig kommt es bei Mädchen zu Entzündungen im Bereich der Scheide. Oftmals ist eine Infektion mit Bakterien oder Pilzen, seltener eine Infektion mit Viren die Ursache. Es kann auch beim Spielen ein Fremdkörper in die Scheide geraten und eine Entzündung auslösen. Außerdem putzen sich kleine Mädchen auf der Toilette den Po oft von hinten nach vorn ab und wischen auf diese Weise Keime vom After in die Scheide.

> **Krankheitszeichen**
> - Juckreiz
> - Brennen beim Wasserlassen
> - Rötung und Schwellung der Haut im Bereich der Scheide
> - Ausfluss

Das Mädchen reibt sich häufig die Scheide und klagt über Brennen beim Wasserlassen. Die Haut im Genitalbereich ist gerötet und geschwollen; eventuell kommt Ausfluss dazu.

## Ärztliche Behandlung

Wenn Sie vermuten, dass Ihre Tochter eine Scheidenentzündung hat, sollten Sie mit ihr zum Arzt gehen. Er wird einen eingedrungenen Fremdkörper entfernen und mit Hilfe eines Abstrichs feststellen, ob eine Infektion mit Bakterien oder Pilzen vorliegt. Eine bakterielle Infektion kann mit einer antibiotischen Salbe oder in einem schweren Fall mit einem Antibiotikum zum Einnehmen behandelt werden. Gegen Pilze gibt es spezielle Salben. Außerdem kann der Arzt desinfizierende Sitzbäder verordnen.

## Was Sie selbst tun können

*Das Sitzbad sollte jeweils etwa zehn Minuten dauern und die Wassertemperatur etwa 37 °C betragen.*

- Machen Sie mit Ihrer Tochter mehrmals täglich ein Sitzbad mit Kamillenlösung (in der Apotheke erhältlich).
- Waschen Sie die entzündete Scheide nur mit warmem, klarem Wasser, benutzen Sie keine Seife.
- Verwenden Sie außer der vom Arzt verschriebenen Salbe keine zusätzlichen Cremes.
- Ziehen Sie Ihrer Tochter kochfeste Baumwollunterhöschen an, die Sie täglich wechseln.
- Vermeiden Sie eng sitzende Hosen.

**VORBEUGEN**
- Ihre Tochter sollte früh lernen, den Po von vorn nach hinten abzuputzen.

# Vorhautentzündung

Die Vorhaut, eventuell auch die gesamte Penishaut und die Eichel, sind bei dieser Entzündung geschwollen und gerötet. Unter der Vorhaut kann sich auch Eiter ansammeln. Ursache der Erkrankung ist meist eine Infektion mit Bakterien. Die Erkrankung ist an sich harmlos, jedoch äußerst schmerzhaft, vor allem beim Wasserlassen.

### Krankheitszeichen
- Rötung und Schwellung der Vorhaut oder des gesamten Penis
- Brennen beim Wasserlassen

Entzündungen treten häufig bei einer Vorhautverengung (> Seite 126) auf, denn unter einer verengten Vorhaut können sich sehr leicht verschiedene Krankheitskeime sammeln.

## Ärztliche Behandlung

Gehen Sie zum Arzt, wenn Sie vermuten, dass Ihr Sohn eine Entzündung der Vorhaut hat. Je nach Stärke der Erkrankung ist es möglich, mit desinfizierenden Bädern oder einer antibiotischen Salbe zu behandeln. Wird die Entzündung durch eine Pilzinfektion verursacht, kann ebenfalls eine spezielle Salbe angewendet werden.

*Reinigen Sie beim Baden von Anfang an den Penis Ihres Sohnes. Die Vorhaut darf erst zurückgeschoben werden, wenn sie sich leicht bewegen lässt.*

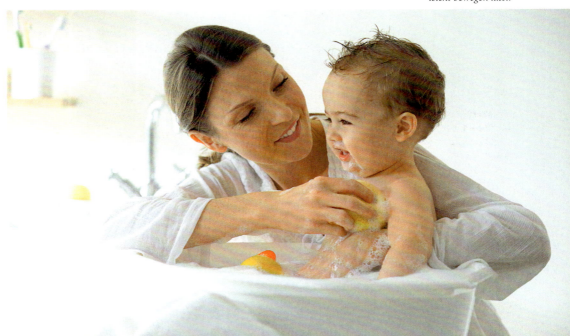

# KRANKHEITEN DES KINDES

Treten infolge einer Verengung der Vorhaut immer wieder Entzündungen am Penis auf, wird der Arzt eine kleine Operation empfehlen, bei der die Vorhaut beschnitten wird.

### Was Sie selbst tun können

VORBEUGEN
- Baden Sie den Penis mehrmals täglich in einem Becher mit Kamillentee oder Kamillenlösung (in der Apotheke erhältlich).
- Ihr Sohn sollte so früh wie möglich lernen, sich einmal täglich den Penis gründlich zu reinigen.

## Vorhautverengung (Phimose)

Die Vorhaut aller kleinen Jungen ist zunächst mit der Eichel verklebt. Bis zum dritten Lebensjahr, manchmal allerdings auch erst im Schulalter, löst sich die Verklebung ganz von selbst. Eine echte Vorhautverengung, bei der die Größe der Eichel und die Weite der Vorhaut nicht zusammenpassen, ist hingegen recht selten.

> **Krankheitszeichen**
> - beim Wasserlassen ist die Vorhaut aufgebläht
> - sehr dünner Urinstrahl
> - Vorhaut lässt sich nicht über die Eichel zurückschieben

Eine echte Phimose erkennt man daran, dass sich beim Wasserlassen die Vorhaut bläht und der Urin nicht im üblichen »Bogen« fließt, sondern nur in einem spärlichen Strahl kommt. Die Vorhaut ist zu eng, um über die Eichel zurückgeschoben zu werden.

### Ärztliche Behandlung

*Die Phimose-Operation kann ambulant durchgeführt werden. Ein Krankenhausaufenthalt ist nicht erforderlich.*

Wenn Sie eine Phimose vermuten, gehen Sie zum Arzt. Eine Beschneidung muss vorgenommen werden, wenn es immer wieder zu Vorhautentzündungen (> Seite 125) kommt oder die Vorhaut sich beim Urinieren aufbläht. Bei der kleinen Operation wird die Vorhaut verkürzt oder entfernt.

### Was Sie selbst tun können

VORBEUGEN
Versuchen Sie niemals, die Vorhaut Ihres Sohnes mit Gewalt über die Eichel zu ziehen. Verletzungen können die Folge sein, die vielleicht zu Narben und damit erst zu einer Phimose führen.

# Hodenhochstand

Die Hoden werden in der Bauchhöhle des ungeborenen Kindes ausgebildet und sinken dann im Normalfall während der Schwangerschaft, manchmal auch noch nach der Geburt durch den Leistenkanal in den Hodensack ab. Bei einem sogenannten Hochstand kann bis zum Ende des ersten Lebensjahres abgewartet werden, ob beide Hoden an ihren Platz gewandert sind. Falls nicht, sollte mit einer Behandlung begonnen werden. Andernfalls sind Schädigungen, die zu einer späteren Unfruchtbarkeit führen, nicht auszuschließen: Wenn die Hoden nicht rechtzeitig aus dem Körperinneren »ausgelagert« werden, sind sie Temperaturen ausgesetzt, unter denen keine Samenreifung mehr möglich ist. Im Hodensack ist es entscheidende zwei bis fünf Grad kühler als im Körperinneren.

*Wenn ein Hodenhochstand nicht rechtzeitig behandelt wird, kann spätere Unfruchtbarkeit die Folge sein.*

### Krankheitszeichen
- dauerhaft oder zeitweise ist ein oder sind beide Hoden nicht im Hodensack tastbar

Ein besonderer Fall des Hodenhochstands ist der Pendelhoden. Dabei sind die Hoden bereits in den Hodensack hinabgesunken, werden jedoch zeitweilig durch einen Muskel in den Leistenkanal zurückgezogen. Beim Baden in warmem Wasser rutschen sie wieder in den Hodensack zurück. Ein Pendelhoden muss nicht behandelt werden.

## Ärztliche Behandlung

Gehen Sie zum Arzt, wenn Sie bei Ihrem Sohn auch in der warmen Badewanne keine Hoden im Hodensack tasten können. Stellt sich nach der Untersuchung heraus, dass es sich tatsächlich um einen Hodenhochstand handelt, wird der Arzt zunächst versuchen, mit Hilfe von Hormonen (als Nasenspray oder Spritze) zu bewirken, dass der oder die Hoden an ihren normalen Platz im Hodensack wandern. Sollte dies nicht gelingen, ist eine kleine Operation nötig, die meistens ambulant durchgeführt werden kann. Bis zum zweiten Lebensjahr sollte die Behandlung auf jeden Fall abgeschlossen sein.

## Was Sie selbst tun können

Wenn Sie bei Ihrem Sohn keinen oder nur einen Hoden ertasten können, achten Sie darauf, ob einer oder beide vielleicht in der warmen Badewanne nach unten gleiten. In diesem Fall handelt es sich nur um einen harmlosen Pendelhoden, der bei manchen Säuglingen stärker ausgeprägt ist.

# Fehlhaltungen

## Probleme mit der Wirbelsäule

*Rundrücken und Hohlkreuz sind meist auf eine Bindegewebs- und Muskelschwäche zurückzuführen. Die Ursache einer Skoliose ist selten bekannt.*

Die Wirbelsäule biegt sich in leichten »S-Kurven« vor und zurück. Wenn die Brustwirbel zu sehr nach hinten gekrümmt sind, entsteht ein Rundrücken. Sind die Lendenwirbel zu sehr nach vorn gebogen, spricht man von einem Hohlkreuz. Eine seitliche Verkrümmung nennt man Skoliose.

> **Krankheitszeichen**
> - Rundrücken (Kyphose): hängende Schultern, Buckel
> - Hohlkreuz (Lordose): vorgewölbter Bauch
> - seitliche Verkrümmung (Skoliose): unterschiedliche Höhen von Schultern oder Hüften, Schiefhaltung des Rumpfes, Buckel

### Ärztliche Behandlung
Bei leichten Veränderungen wird der Arzt körperliche Bewegung oder krankengymnastische Übungen empfehlen. In schwereren Fällen muss ein Korsett getragen oder die Wirbelsäule operativ begradigt werden.

### Was Sie selbst tun können

VORBEUGEN

Achten Sie darauf, dass sich Ihr Kind viel bewegt, regelmäßig Sport treibt und nicht zu schwer trägt – vor allem nicht einseitig.

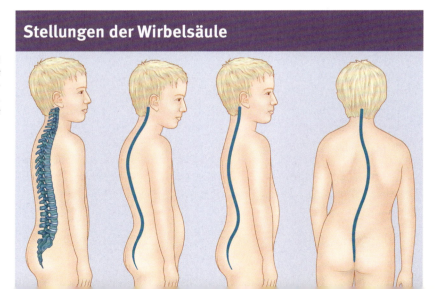

**Stellungen der Wirbelsäule**

*Von **links** nach **rechts**: normal ausgebildete Wirbelsäule, Rundrücken, Hohlkreuz, Skoliose*

# O- und X-Beine

O-Beine sind bei Babys und Kleinkindern bis zum Laufenlernen völlig normal. Die meisten Kinder bekommen danach leichte X-Beine, die sich in der Regel etwa bis zum elften oder zwölften Lebensjahr auswachsen.
Gehen Sie mit Ihrem Kind zum Arzt, wenn Sie eine Fehlhaltung der Beine bemerken. Er kann unterscheiden zwischen den ganz normalen, altersbedingten X- oder O-Beinen und Erkrankungen des Bewegungsapparates, die behandelt werden müssen. Bei Haltungsschwächen sind gezieltes Bewegungstraining, Krankengymnastik und Einlagen sinnvoll.

# Plattfüße

In den ersten Lebensjahren ist es ganz normal, dass die weichen, noch nicht beanspruchten Füße keine sichtbare Wölbung zeigen – sie sind deshalb noch lange keine Plattfüße. Diese entstehen, wenn sich das Fußgewölbe durch eine Bindegewebs- und Muskelschwäche absenkt. Der Fuß liegt dann mehr oder minder ganz auf dem Boden auf (gut zu erkennen, wenn die Füße nass sind und das Kind auf dem Boden Spuren hinterlässt).

Lassen Sie Ihr Kind viel barfuß laufen, das kräftigt die Fußmuskulatur. Achten Sie darauf, dass es genügend Zeit zum Herumtoben hat und Sport treibt, also seine Füße vielseitig trainiert.

### Typische Zeichen
- Füße liegen ganz auf dem Boden auf
- Schmerzen und Schwielen an den Füßen möglich (am Fußballen und seitlich am großen Zeh)

## Ärztliche Behandlung
Gehen Sie zum Arzt, wenn Sie vermuten, dass Ihr Kind »echte« Plattfüße hat. Er kann beurteilen, ob krankengymnastische Übungen oder Einlagen in den Schuhen sinnvoll sind.

## Was Sie selbst tun können
- Hat Ihr Kind krankengymnastische Übungen verordnet bekommen, sorgen Sie dafür, dass es diese auch korrekt und regelmäßig – am besten mit Ihnen zusammen – macht.
- Ihr Kind sollte bequeme und nicht zu kleine Schuhe mit einem guten Fußbett tragen. Wählen Sie Schuhe beim Kauf sorgfältig aus und kontrollieren Sie ab und an, ob sie ausgetreten oder beschädigt sind.

VORBEUGEN

**KRANKHEITEN DES KINDES**

# Rund um die Haut

## Allergischer Hautausschlag

Eine Allergie ist eine überschießende Reaktion des Immunsystems auf einen Stoff, der für den Körper an und für sich harmlos ist. Ursache dafür kann eine Überempfindlichkeit (Sensibilisierung) sein, die im Lauf des Lebens erworben wurde. Auch eine ererbte Neigung zur Allergie kann eine Rolle spielen. Ein Stoff, der bei einem Menschen eine Allergie auslöst, wird allgemein als Allergen bezeichnet.

Als Ursache für eine allergische Reaktion der Haut kommt eine Vielzahl von Stoffen in Frage. Möglich sind Hautauschläge von sehr unterschiedlicher Stärke und Dauer sowie sehr unterschiedlichem Aussehen. Bei manchen Kindern zeigen sich lediglich vereinzelte blassrosa Punkte am Rumpf, bei anderen hingegen entstehen große Quaddeln am ganzen Körper.

> **Krankheitszeichen**
> - rosafarbene oder rote Punkte
> - Rötungen und Schwellungen der Haut
> - trockene, schuppende, rötliche Flecken
> - Knötchen, Bläschen oder Quaddeln
> - Juckreiz

*Nickel löst bei vielen Menschen eine allergische Hautreaktion aus. Das Metall wird unter anderem in Modeschmuck, Uhrengehäusen, Gürtelschnallen und Verschlussknöpfen von Hosen verarbeitet.*

Auslöser eines allergischen Hautausschlags sind in vielen Fällen Nahrungsmittel (>Seite 114/115). Kinder, die ein bestimmtes Essen immer gut vertragen haben, können plötzlich allergisch darauf reagieren. Allergien können grundsätzlich durch jedes Nahrungsmittel sowie durch chemische Zusatzstoffe hervorgerufen werden. Besonders häufig sind jedoch Kuhmilch, alle daraus hergestellten Produkte und Lebensmittel, die Milcheiweiß enthalten, Grund für eine allergische Reaktion, außerdem Eier, Zitrusfrüchte, Nüsse, Südfrüchte, Hülsenfrüchte, verschiedene Gewürze und Fisch. Die Zöliakie (> Seite 116) ist eine spezielle Form der Nahrungsmittelallergie, die sich gegen den Eiweißstoff Gluten in verschiedenen Getreidearten richtet.

Viele Kinder haben auch eine Allergie gegen Haare, Federn, Kot, Speichel oder Hautschuppen bestimmter Tiere. Auch Cremes, die Parfümstoffe oder ätherische Öle enthalten, sowie Waschmittel und Weichspüler können allergische Hautausschläge auslösen.

Ein allergischer Hautausschlag ist auch das Kontaktekzem. Es tritt dort auf, wo die Haut mit dem Allergen in Berührung kommt. Häufig liegt eine Nickelallergie zugrunde. Auch Arzneimittel können eine allergische Reaktion hervorrufen. Die häufigsten Allergene sind Röntgenkontrastmittel, Penizillin und einige schmerzstillende Medikamente.

## Ärztliche Behandlung

Wenn Ihr Kind einen Hautausschlag hat, sollten Sie auf jeden Fall zum Arzt gehen. Er wird feststellen, ob es sich um eine allergische Reaktion oder eine andere Hauterkrankung handelt. Zur Linderung der Beschwerden wird der Arzt zunächst spezielle Salben verordnen. Längerfristig wird er mit Hilfe verschiedener Tests versuchen, das betreffende Allergen zu finden.

## Was Sie selbst tun können

- Um den Stoff zu finden, auf den Ihr Kind mit allergischem Hautausschlag reagiert, können Sie nur wie ein Detektiv vorgehen: Was hat es in letzter Zeit gegessen? Hat es ein Medikament bekommen? Haben Sie ein neues Waschmittel oder einen neuen Weichspüler verwendet? Oder war Ihr Kind bei jemandem zu Besuch, der eine Katze hat?
- Kennen Sie das Allergen, sollte Ihr Kind damit in Zukunft möglichst nicht mehr in Berührung kommen, denn längerfristig kann die Allergie zu Hautschädigungen führen, und die Reaktionen des Körpers können sich verstärken. In seltenen Fällen kann ein lebensgefährlicher anaphylaktischer Schock mit Atemnot und Kreislaufkollaps auftreten.
- Wenn festgestellt wurde, dass Ihr Kind auf ein bestimmtes Tier allergisch reagiert, sollten Sie auch kein anderes Haustier anschaffen, denn es könnte eine weitere Allergie entstehen.
- Hat Ihr Kind eine Allergie gegen ein Medikament, sollte es dieses auf keinen Fall noch einmal bekommen. Informieren Sie den Arzt.
- Rauchen Sie nicht.
- Wenn in Ihrer Familie Allergien bekannt sind, sollten Sie Ihr Kind vier bis sechs Monate voll stillen. Ist dies nicht möglich, füttern Sie es mit (hypoallergener) HA-Nahrung. Wenn Sie nach vier bis sechs Monaten zufüttern, bieten Sie ihm immer nur ein Nahrungsmittel auf einmal an. Beobachten Sie zwei bis drei Wochen, wie es reagiert.
- Geben Sie Ihrem Kind vor seinem ersten Geburtstag keine Kuhmilch zu trinken. Das Zufüttern von Fisch wird frühestens ab dem achten Monat empfohlen. Mit diesen Maßnahmen können Sie den Ausbruch einer Allergie nicht unbedingt vermeiden. Sie können die Allergie jedoch abschwächen oder hinauszögern.

*Lassen Sie sich vom Arzt einen Allergiepass für Ihr Kind geben. Darin werden alle Stoffe eingetragen, auf die es allergisch reagiert (sowohl nachgewiesene als auch vermutete Allergene).*

VORBEUGEN

# Neurodermitis

Die Neurodermitis ist eine in Schüben auftretende, chronische Hautentzündung. Sie wird auch atopisches Ekzem oder atopische Dermatitis genannt. Die Ursachen vermutet man in einer erblichen Veranlagung zur Überempfindlichkeit der Schleimhäute und der Haut (Atopie) sowie in Störungen des Stoffwechsels und des Immunsystems.
Auslöser für einen Krankheitsschub können psychische Faktoren sein, Infekte, spezielle Klimagegebenheiten, aber auch Nahrungsmittel, Wasch- und Pflegemittel, Tierhaare, Hausstaubmilben oder Pollen. Die Neurodermitis verschwindet bei manchen Kindern von selbst; bei anderen kann später eine Asthma-Erkrankung (> Seite 104 bis 106) oder allergischer Schnupfen (> Seite 90/91) hinzukommen.

> **Krankheitszeichen**
> - beim Säugling: gerötete, teils nässende, verkrustete Hautstellen
> - beim älteren Kind: trockene, gerötete, schuppende Hautstellen, vor allem in den Beugen der großen Gelenke
> - in allen Fällen starker Juckreiz; Kratzspuren

Je nach Alter des Kindes äußert sich die Erkrankung unterschiedlich: Der Milchschorf beim Säugling (meist etwa im dritten Lebensmonat beginnend) zeigt sich vor allem auf der Kopfhaut, im Gesicht und am Hals in Form von geröteten, teilweise nässenden und verkrusteten Hautstellen. Beim älteren Kind überwiegen trockene, gerötete, schuppende Herde. Vor allem betroffen sind die Ellen- und Kniebeugen, Hand- und Fußgelenke, Gesicht und Hals. Die Haut ist dort häufig stark verdickt und rissig. Wegen des oft quälenden Juckreizes kratzt sich das Kind die Haut immer wieder auf, Eiterungen sind möglich.

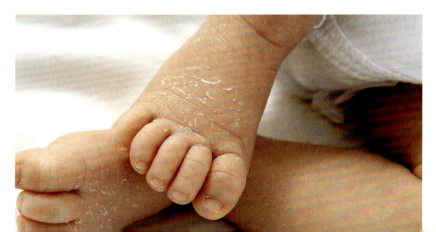

*Bei Neurodermitis wird in der Oberhaut zu wenig Fett gebildet. Die Haut ist deshalb trocken und juckt. Oft sind die Hauterscheinungen symmetrisch ausgeprägt.*

## Ärztliche Behandlung

Wenn Ihr Kind unter Neurodermitis leidet, braucht es auf jeden Fall eine dauerhafte ärztliche Betreuung. Die Therapie richtet sich jeweils nach dem Erscheinungsbild der Erkrankung. Nässende Stellen werden beispielsweise mit feuchten Umschlägen oder sogenannten Schüttelmixturen behandelt. Bei sehr trockenen, verhornten Hautbereichen werden rückfettende Salben angewandt, bei starkem Juckreiz Salben mit Zusatz von Harnstoff. Stark entzündete Stellen müssen unter Umständen für kurze Zeit mit einer niedrig dosierten Kortisoncreme behandelt werden. Falls durch das Kratzen Hauteiterungen entstanden sind, wird der Arzt eine antibiotische Salbe oder in einem schwereren Fall ein Antibiotikum zum Einnehmen verordnen. Gegen extrem starken Juckreiz helfen spezielle Tropfen. Darüber hinaus kann der Arzt mit Hilfe verschiedener Tests feststellen, welche Stoffe bei Ihrem Kind einen Krankheitsschub auslösen.

## Was Sie selbst tun können

- Sorgen Sie dafür, dass Ihr Kind so wenig wie möglich mit Stoffen in Kontakt kommt, die die Erkrankung verschlimmern könnten. Berücksichtigen Sie dies auch bei Ihrer Wohnungseinrichtung, Ihren Essgewohnheiten und Ihrer Reiseplanung. Rat und Hilfe finden Sie bei den zahlreichen Selbsthilfegruppen (> ab Seite 180).
- Ihr Kind sollte sich grundsätzlich nur mit seifenfreien Syndets (chemisch hergestellte Substanzen) waschen. Baden sollte es nur einmal wöchentlich: fünf bis zehn Minuten bei 35 bis 36 °C, am besten mit einem rückfettenden Badezusatz.
- Achten Sie darauf, dass Ihr Kind immer kurze Fingernägel hat. Ihrem Baby oder Kleinkind können Sie nachts dünne Baumwollhandschuhe anziehen, damit es sich nicht kratzen kann.
- Direkt auf der Haut sollte Ihr Kind möglichst nur Kleidung aus ungefärbter, chemisch nicht behandelter Baumwolle tragen. Waschen Sie neu gekaufte Kleidungsstücke immer zweimal, bevor Ihr Kind sie anzieht. Außerdem sollte es nie zu warm angezogen sein, denn Schwitzen verstärkt den Juckreiz.
- Verzichten Sie auf parfümierte Cremes und Weichspüler.

Ihr Kind wird durch die Erkrankung phasenweise körperlich und seelisch stark belastet. Deshalb ist es besonders wichtig, dass es einen festen Rückhalt in der Familie hat.

**TIPP** Verrühren Sie einen Esslöffel Olivenöl mit einem Glas Milch und gießen Sie alles in das Badewasser. Wenn Ihr Kind keine offenen, nässenden oder eitrigen Hautstellen hat, sollte es dieses wohltuende Kleopatra-Bad einmal in der Woche nehmen.

# Hautinfektionen mit Pilzen

Pilzerkrankungen der Haut entstehen vor allem durch eine Infektion mit Hefe- oder mit Fadenpilzen. Hefepilze verursachen beispielsweise den Windelsoor (> Wunder Po, Seite 43) im Säuglingsalter. Die häufigsten Pilzerkrankungen im späteren Kindesalter sind der Fußpilz und der Hautpilz am Körper oder auf der behaarten Kopfhaut (Tinea corporis oder capitis), die durch Fadenpilze ausgelöst werden.

> ### Krankheitszeichen
> - Hautpilz am Körper: runde bis ovale Rötungen, die sehr unterschiedlich groß sein können, mit schuppigem, unregelmäßigem Rand; starker Juckreiz möglich
> - Hautpilz der behaarten Kopfhaut: Abbrechen der Haare oder Haarausfall, schuppende, teils entzündete Stellen; starker Juckreiz möglich
> - Fußpilz: nässende, gerötete Einrisse zwischen den Zehen oder schuppende, scharf begrenzte, meist trockene Herde an der Fußsohle; Juckreiz möglich

*Pilzherde können stark jucken. Auch wenn die Versuchung groß ist: Ihr Kind sollte möglichst nicht kratzen, sonst kann zusätzlich eine bakterielle Hautinfektion entstehen.*

Hautpilz am Körper zeigt sich durch runde bis ovale, blassrote Areale, die am Rand schuppen. Wenn die Erkrankung auf dem Kopf auftritt, bilden sich schuppende, teils auch durch Kratzen entzündete Hautstellen. Die Haare können abbrechen, aber auch büschelweise ausfallen. Bei beiden Formen der Pilzerkrankung kann es zu starkem Juckreiz kommen.

Bei Fußpilz entstehen in den meisten Fällen nässende, rötliche Einrisse, häufig zwischen den beiden äußeren Zehen. Juckreiz ist möglich. Auch die Nägel können vom Pilzbefall betroffen sein. Sie verfärben sich dann gelb, braun oder grün und werden brüchig. Durch Fußpilz können Krankheitskeime in den Körper eindringen, zum Beispiel die Erreger der Wundrose. Die Pilzerkrankung sollte daher schnell behandelt werden, damit sich die offenen Stellen zwischen den Zehen wieder schließen.

## Ärztliche Behandlung

Gehen Sie mit Ihrem Kind immer zum Arzt, wenn Sie eine Pilzinfektion vermuten. Er kann feststellen, ob ein Pilzbefall oder eine andere Hauterkrankung vorliegt. Behandelt werden können die befallenen Hautstellen mit speziellen Pilzmitteln (Antimykotika) in Form von Cremes, Sprays oder Lösungen. In hartnäckigen Fällen kann die Einnahme von Saft oder Tabletten nötig sein.

# Rund um die Haut

## Was Sie selbst tun können

- Falls Sie ein Haustier haben, lassen Sie vom Tierarzt überprüfen, ob es Pilze hat. Es könnte der Überträger der Infektion sein.
- Waschen Sie Unterwäsche, Bettzeug sowie Handtücher und Waschlappen Ihres Kindes bei 90 oder 95 °C.
- Wenn Ihr Kind einen Hautpilz auf dem Kopf hat, werfen Sie die bisher verwendeten Kämme, Bürsten und auch Mützen weg (es sei denn, die Mützen können kochend heiß gewaschen werden).
- Wenn Ihr Kind Fußpilz hat, achten Sie darauf, dass es täglich frische, kochfeste Socken anzieht und sich täglich die Füße wäscht. Wegen der Ansteckungsgefahr für die anderen Familienmitglieder sollte es nicht barfuß durch die Wohnung laufen.
- Sprühen Sie die Schuhe Ihres Kindes mit einem speziellen Spray gegen Pilzbefall ein.
- Ihr Kind sollte immer luftdurchlässige, nicht zu enge Schuhe und Strümpfe aus Naturfasern (Baumwolle oder Wolle) tragen. Im Sommer sollte es viel barfuß laufen.
- Vorsicht: Die von den meisten Kindern geliebten Turnschuhe bieten – vor allem wenn sie aus Kunststoff sind – ein ideales Klima für Pilze. Man schwitzt darin nicht nur beim Sport, und in der Regel sind Turnschuhe das Gegenteil von atmungsaktiv.
- Achten Sie darauf, dass Ihr Kind sich nach dem Duschen, Baden oder Schwimmen die Füße und vor allem die Zehenzwischenräume immer gründlich abtrocknet (das Handtuch sollte nach dem Besuch im Schwimmbad gewaschen werden). Im Bad sollte es zusätzlich die zur Desinfektion vorgesehenen Fußduschen benutzen.

VORBEUGEN

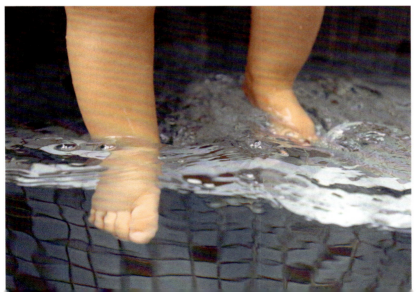

Schwimmbäder sind eine wahre Fundgrube für Hautpilze. Deshalb sollten die Füße nach einem Aufenthalt in der Schwimmhalle immer desinfiziert werden.

# Warzen

Warzen sind harmlose, kleine Wucherungen auf der Haut, die durch Viren verursacht werden. Kinder sind besonders anfällig. Warzen können sich ausbreiten, wenn die Keime durch Kratzen zu anderen Hautstellen weitergetragen werden. Unbehandelt können sie über Jahre bestehen bleiben. Irgendwann verschwinden sie meist so plötzlich, wie sie gekommen sind.

> **Krankheitszeichen**
> - hautfarbene bis graugelbe, teilweise auch zerklüftete Knötchen, einzeln oder gruppenweise

Je nach Art des auslösenden Virus, der Körperstelle und dem Aussehen werden Warzen unterschieden. Bei Kindern kommen folgende Arten vor:
- Flachwarzen: flache, hautfarbene Knötchen, die in erster Linie im Gesicht und an den Händen auftreten.
- Gemeine oder gewöhnliche Warzen: meist graugelbe, etwas erhabene Knötchen mit zerklüfteter Oberfläche, oft am Hand- und Fußrücken.
- Dornwarzen: flache, in die Haut eingewachsene, verhornte, gelbliche Knötchen, die an der Fußsohle sitzen. Durch Blutungen in der Warze entstehen kleine, schwarze Punkte. Dornwarzen bereiten beim Gehen oft große Schmerzen.
- Dellwarzen: hautfarbene bis gelbliche, rundliche Knoten, die in der Mitte eingedellt sind.

## Ärztliche Behandlung

*Betupfen Sie die Warzen dreimal täglich mit frisch gepresstem Zitronensaft, das unterstützt die Heilung.*

Gehen Sie zum Arzt, wenn die Warzen stören oder wehtun. Dellwarzen sollten auf jeden Fall entfernt werden, da sie sich häufig weiter ausbreiten. Der Arzt ritzt sie an und drückt sie aus; oft verschwinden sie dann bereits. Bei anderen Warzen ist die Behandlung meist langwierig. Der Arzt kann ein Pflaster verschreiben, das die Hornhaut auflöst. Außerdem kann er eine Tinktur gegen die Warzenviren verordnen, die Sie regelmäßig und genau nach Anordnung anwenden müssen. Zwischendurch muss die Hornhaut immer wieder entfernt werden. Warzen können auch mit flüssigem Stickstoff behandelt oder herausgeschnitten werden.

## Was Sie selbst tun können

Außer bei Dellwarzen oder schmerzhaften Dornwarzen können Sie einfach abwarten, dass die Warzen von selbst verschwinden.

# Grind (Impetigo)

Grind ist eine überwiegend bei Kindern auftretende, äußerst ansteckende Hauterkrankung, die durch Bakterien hervorgerufen wird. Sie wird auch Eiterflechte genannt.

> **Krankheitszeichen**
> - Bläschen oder Blasen, die rasch platzen und gelblich-braune Krusten hinterlassen
> - Juckreiz möglich

Bei dieser Hauterkrankung bilden sich vor allem um Mund und Nase kleinere oder größere Blasen, die rasch aufplatzen, eine gelbliche Flüssigkeit entleeren und dann gelblich-braune Krusten hinterlassen. Kratzt das Kind daran, kann die Infektion weitergetragen werden, und die Blasen breiten sich aus. Auch wenn die Erkrankung sehr unangenehm sein kann und die Blasen erst einmal Flecken hinterlassen, heilen die betroffenen Hautbereiche ohne Narben ab.

## Ärztliche Behandlung

Gehen Sie auf jeden Fall schnell mit Ihrem Kind zum Arzt, wenn Sie vermuten, dass es Grind hat. Andernfalls breitet sich die Erkrankung weiter über den Körper aus. Behandelt werden kann mit einer antibiotischen Salbe sowie einer austrocknenden Lösung. In fortgeschrittenem Stadium kann die Einnahme eines antibiotischen Saftes oder von Tabletten nötig sein.

## Was Sie selbst tun können

- Die Erkrankung ist sehr ansteckend. Deshalb darf Ihr Kind bis zur Ausheilung nicht in den Kindergarten oder in die Schule gehen!
- Ganz wichtig ist, dass Ihr Kind nicht an den Blasen kratzt. Notfalls ein luftdurchlässiges Pflaster über die betroffene Hautstelle kleben.
- Schneiden Sie Ihrem Kind die Fingernägel möglichst kurz und sorgen Sie dafür, dass es sich die Nägel häufig mit Bürste und Seife reinigt. Damit verhindern Sie, dass sich die Blasen weiter ausbreiten.
- Achten Sie darauf, dass andere Familienmitglieder nicht mit Handtüchern, Waschlappen und Bettzeug Ihres erkrankten Kindes in Kontakt kommen. Das Kind sollte auch, solange die Krankheit ansteckend ist, unbedingt einen eigenen Zahnputzbecher sowie eigenes Essgeschirr und Besteck benutzen.

*Achten Sie auf äußerste Sauberkeit, damit die hoch ansteckende Erkrankung nicht weitergetragen wird.*

KRANKHEITEN DES KINDES

# Krätze

Krätze (Scabies) wird durch Milben verursacht. Die weiblichen Tiere graben winzige Gänge in die Hornschicht der Haut, um dort ihre Eier abzulegen. Sichtbar sind kleine, stark juckende, punkt- oder strichförmige Hautrötungen, die sich durch Kratzen stärker entzünden und sogar eitern können.

> **Krankheitszeichen**
> - punkt- oder strichförmige Hautrötungen
> - offene Stellen und Krustenbildung durch Kratzen möglich
> - starker Juckreiz

*Der Juckreiz bei Krätze ist nachts unter der warmen Bettdecke am stärksten.*

Am häufigsten sind bei Krätze die Hände und Füße, die Achselhöhlen, die Gesäßregion sowie der Genitalbereich befallen. Übertragen werden die Krätzemilben meist bei engem Körperkontakt. Sie sind aber auch in der Lage, auf Kleidungsstücken oder Bettwäsche zwei bis drei Tage zu überleben und können dort dann vom nächsten Menschen »aufgelesen« werden.

## Ärztliche Behandlung

Gehen Sie mit Ihrem Kind auf jeden Fall zum Arzt, wenn Sie vermuten, dass es Krätze hat, denn unbehandelt kann die Erkrankung zu schweren Hautinfektionen führen. Außerdem ist sie sehr ansteckend. Der Arzt wird eine Mixtur verschreiben, die die Krätzemilben abtötet.
Ein Baby sollte möglichst im Krankenhaus behandelt werden, da das Mittel nicht unbedenklich ist und die Gefahr besteht, dass das Baby es ableckt und sich damit schwere Vergiftungen zuzieht. Gegen den starken Juckreiz kann der Arzt spezielle Tropfen verordnen.

## Was Sie selbst tun können

- Säubern Sie Ihr Kind zunächst gründlich in einem Vollbad. Tragen Sie dann die vom Arzt verschriebene Mixtur genau nach Anweisung auf. Bei jüngeren Kindern dürfen manchmal nur bestimmte, einzelne Körperstellen eingerieben oder betupft werden. Die Behandlung muss meistens am darauf folgenden Tag wiederholt werden.
- Reinigen Sie die Unterwäsche Ihres Kindes möglichst heiß in der Waschmaschine (90 °C).
- Oberbekleidung können Sie für vier Tage an die frische Luft hängen, denn ohne Hautkontakt überleben die Krätzemilben nicht länger als zwei bis maximal drei Tage.

# Kopfläuse

Läuse sind winzige Insekten, die vom Blut des Menschen leben. Ihr Speichel ruft an der Bissstelle einen starken Juckreiz hervor. Die Eier, sogenannte Nissen, legt das Weibchen gerne am Hinterkopf, hinter den Ohren ab. Man findet sie an den Haaren klebend. Im Gegensatz zu Kopfschuppen kann man sie nicht einfach abstreifen.

> **Krankheitszeichen**
> - Juckreiz auf dem Kopf
> - nässende Hautveränderungen mit Schuppen und Krusten auf der Kopfhaut (Läuseekzem)
> - gelblich-weiße, ovale Eier (Nissen) an den Haaren

## Ärztliche Behandlung

Wenn sich Ihr Kind ständig am Kopf kratzt und Sie vermuten, dass es Läuse hat, sollten Sie zum Arzt gehen. Zur Behandlung kann er eine spezielle Lotion verschreiben, die nur ein- oder zweimal angewandt werden muss.

> **ACHTUNG** Verwenden Sie das Mittel nur genau nach ärztlicher Verordnung! Erst wenn der Arzt es für richtig hält, darf Ihr Kind wieder in den Kindergarten oder in die Schule gehen.

*Kopfläuse sind kein Zeichen mangelnder Hygiene und haben nichts mit Schmutz oder ungewaschenen Haaren zu tun. Jeder Mensch kann Kopfläuse bekommen.*

## Was Sie selbst tun können

- Waschen Sie die Kleidung sowie Handtücher und Bettzeug Ihres Kindes möglichst heiß. Kämme und Bürsten müssen ausgekocht oder desinfiziert werden. Reinigen Sie auch die Spielsachen gründlich.
- Packen Sie nicht waschbares Spielzeug (beispielsweise Plüschtiere) für vier Wochen in einen luftdichten Plastiksack.
- Da häufig trotz Behandlung noch Läuse überleben, müssen Sie die Haare regelmäßig auskämmen, am besten mit einem Läusekamm. Die festsitzenden Eier der Läuse lassen sich am besten entfernen, wenn Sie die Haare vorher nass machen und mit etwas Essigwasser durchspülen. Geben Sie zwei Esslöffel Essig auf einen Liter Wasser.
- Die Familienmitglieder sollten ihre Haare vorsichtshalber mit einem speziellen Shampoo gegen Läuse waschen (aus der Apotheke).

VORBEUGEN

# Insektenstiche

Wenn Ihr Kind von einem Insekt gestochen wurde, zeigt sich an der betreffenden Stelle eine Rötung und Schwellung der Haut, die jucken oder auch etwas schmerzen kann. Insektenstiche sind zwar unangenehm, aber in der Regel harmlos. Schnelle ärztliche Hilfe ist allerdings nötig bei einem Stich im Mund- oder Rachenraum, da die Schleimhäute innerhalb kürzester Zeit anschwellen und den Atemweg einengen können; Atemnot ist die Folge.

> **Typische Zeichen**
> - Rötung und Schwellung der betroffenen Hautstelle
> - Stiche von Mücken und Bremsen: Juckreiz, Brennen
> - Stiche von Wespen, Hummeln, Bienen, Hornissen: stärkere, brennende, teilweise schmerzende Schwellung

**VORBEUGEN**
Zum Schutz können Sie Ihr Kind mit ätherischem Öl einreiben (aus der Apotheke).
Lassen Sie Ihr Kind süße Getränke im Freien nicht aus Dosen oder dunklen Flaschen trinken.
Reagiert Ihr Kind allergisch auf Insektenstiche, müssen beim Aufenthalt im Freien die Notfallmedikamente immer griffbereit sein.

Es ist möglich, dass ein Kind auf den Stich einer Biene, Wespe, Hummel oder Hornisse allergisch reagiert. Dann entsteht eine starke Schwellung der Stichstelle oder ein Ausschlag am ganzen Körper. Selten kommt es zum lebensgefährlichen anaphylaktischen Schock, der zu Übelkeit und Erbrechen sowie zu einem Kreislaufschock (> Seite 151) oder Atemnot (> Seite 148) führen kann.

## Ärztliche Behandlung

Rufen Sie sofort den Notarzt, wenn Ihr Kind im Mund- oder Rachenraum gestochen wurde und es nur mühsam atmet oder über Schluckbeschwerden klagt. Verständigen Sie ebenfalls den Notarzt, wenn Sie bereits wissen, dass Ihr Kind nach Insektenstichen starke allergische Reaktionen zeigt oder sich diese Anzeichen zum ersten Mal äußern. Für weitere Fälle kann der Arzt Notfallmedikamente verschreiben und bei einer Bienen- oder Wespenstichallergie eine Hyposensibilisierung (> Seite 90) vornehmen.

## Was Sie selbst tun können

- Falls noch ein Stachel in der Haut steckt, entfernen Sie diesen sofort, sonst gelangt weiteres Insektengift in die Wunde.
- Beschwerden eines gewöhnlichen Insektenstichs lassen sich mit einem kalten Waschlappen oder Eisbeutel oder einer Zwiebelscheibe lindern. In der Apotheke erhältliche Gels kühlen auch und lindern den Juckreiz.
- Hat Ihr Kind einen Stich im Mund, helfen bis zum Eintreffen des Notarztes Eiswürfel zum Lutschen und kühle Halswickel.

# Rund um die Haut

# Sonnenbrand

Sonnenbrand entsteht durch zu starke Einwirkung ultravioletten Lichts auf die Haut. Je dünner die Ozonschicht in der Atmosphäre wird, desto mehr ultraviolette Strahlung (UV-Strahlung) gelangt auf die Erde. Dadurch verkürzt sich die Zeitspanne, die wir unbeschadet in der Sonne sein können.

> **Typische Zeichen**
> - gerötete, geschwollene Hautpartien, eventuell Blasen
> - Brennen, Juckreiz
> - beim Berühren Schmerzen möglich

Kinder – und ganz besonders Babys – haben noch sehr empfindliche Haut, sodass sie schnell einen Sonnenbrand bekommen. Je nach Stärke der Verbrennung (> Seite 156/157) rötet sich die Haut und schwillt leicht an, oder es bilden sich sogar Blasen.

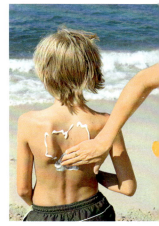

*Auch bei bedecktem Himmel ist die UV-Strahlung in der Mittagszeit enorm. Tragen Sie also unbedingt ein geeignetes Sonnenschutzmittel auf.*

## Ärztliche Behandlung

Gehen Sie zum Arzt, wenn sich Blasen gebildet haben oder wenn Ihr Kind zusätzlich zum Sonnenbrand Zeichen eines Sonnenstichs oder eines Hitzschlags (> Seite 152) zeigt.

## Was Sie selbst tun können

- Bringen Sie Ihr Kind als Erstes in den Schatten. Falls keine Blasen entstanden sind, können Sie die betroffenen Hautstellen zur Kühlung direkt mit Quark, Joghurt oder einem kühlen, nassen Tuch abdecken. Ebenso geeignet ist ein Sonnenbrand-Gel aus der Apotheke.
- Geben Sie Ihrem Kind viel zu trinken.
- Ihr Kind sollte immer gut gegen Sonne geschützt sein, da viele Sonnenbrände im Kindesalter, wie Wissenschaftler heute annehmen, das Risiko für eine Hautkrebserkrankung deutlich erhöhen.
- Setzen Sie Ihr Baby am besten gar nicht der prallen Sonne aus. Lassen Sie Ihr Kleinkind nur mit Sonnenhut und T-Shirt in die Sonne. Auch ältere Kinder sollten möglichst nicht in der prallen Mittagssonne spielen und immer eine Kopfbedeckung tragen, wenn sie länger draußen sind.
- Verwenden Sie wasserfeste Schutzmittel mit ausreichenden Lichtschutzfaktoren, die sowohl UV-A- als auch UV-B-Strahlen abfangen. Lassen Sie sich in der Apotheke beraten. Tragen Sie das Mittel etwa eine halbe Stunde vor dem Aufenthalt in der Sonne auf.

VORBEUGEN

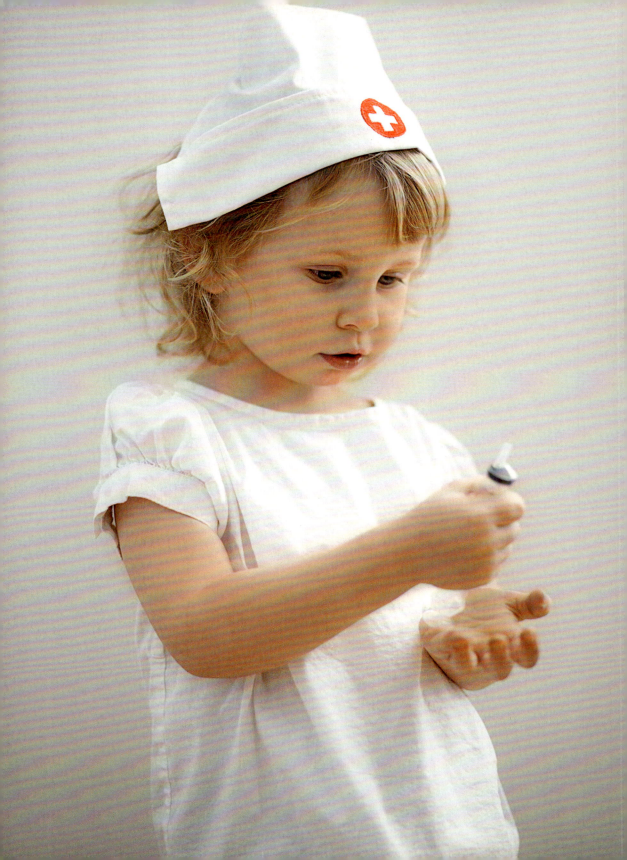

# ERSTE HILFE BEI NOTFÄLLEN

**Alle Eltern beschäftigen sich** mit folgenden Fragen: Was tue ich, wenn mein Kind schwer stürzt? Wenn es aus einer Flasche mit Putzmittel trinkt? Wenn es etwas verschluckt oder sich verbrüht? Wenn es gar nicht mehr atmet? Zum Glück sind es im Alltag meist kleine Notfälle, die Sie »verarzten« müssen: ein aufgeschürftes Knie, eine kleine Schnittwunde, ein verstauchtes Gelenk. Doch was tun, wenn es einmal wirklich etwas Ernstes ist?
Prägen Sie sich für Fälle, die besonnenes Handeln erfordern, die folgenden Erste-Hilfe-Maßnahmen ein. Und nehmen Sie regelmäßig an einem Erste-Hilfe-Kurs teil!

# Lebensrettende Sofortmaßnahmen

Notieren Sie für den Notfall – am besten auf einem Zettel direkt am Telefon – Notrufnummern von Polizei und Feuerwehr (> Seite 179) sowie der regionalen Rettungsleitstelle, die Sie im Telefonbuch finden. Außerdem sollten Sie die Nummern Ihres Kinderarztes, des nächsten Giftinformationszentrums (> Seite 179), der Arbeitsstätte Ihres Ehepartners und von Nachbarn, die Ihnen schnell zu Hilfe kommen können, notieren.

Ist ein Notfall eingetreten, versuchen Sie ruhig zu bleiben:

- Verschaffen Sie sich als Erstes einen Überblick über die Situation: Was ist vorgefallen? Ist die Hilfe einer weiteren Person nötig? Droht immer noch Gefahr für Ihr Kind?
- Bringen Sie Ihr Kind aus der Gefahrenzone.
- Prüfen Sie, ob Ihr Kind lebensbedrohliche Verletzungen hat: Ist es bewusstlos? Atmet es noch? Schlägt das Herz? Blutet es?
- Führen Sie sofort Erste-Hilfe-Maßnahmen durch (> stabile Seitenlage, Seite 145, > Atemspende, Seite 146/147, > Herzdruckmassage, Seite 146/147, > Blutstillung, Seite 159).
- Veranlassen Sie einen Notruf. Falls Sie keinen Helfer haben: Erst nach den lebensrettenden Sofortmaßnahmen telefonieren!

**Machen Sie bei einer Vergiftung genaue Angaben über die eingenommene Substanz. Wenn es ein Medikament ist, lesen Sie den Beipackzettel vor.**

## Der Notruf

Formulieren Sie beim Notruf die Antworten auf die vier »W«:

- Wo hat sich der Notfall ereignet?
- Was ist passiert?
- Wie viele Kinder sind betroffen?
- Welche Symptome oder Verletzungen sind festzustellen?

## Bewusstlosigkeit oder Ohnmacht?

Wenn Ihr Kind kein Lebenszeichen von sich gibt und weder auf Ansprechen oder sanftes Rütteln noch auf leichtes Kneifen reagiert, hat es das Bewusstsein verloren. Das kann ein kurzzeitiger Ohnmachtsanfall sein, der sich durch Schwindel, Übelkeit und Schwarzwerden vor den Augen ankündigt. Bei einmaligem Auftreten ist eine kurze Ohnmacht kein Grund zur Sorge. Lockern Sie die Kleidung Ihres Kindes, lagern Sie die Beine hoch und sorgen Sie für Frischluft. Dauert dieser Zustand jedoch länger als eine Minute, handelt es sich um eine ernste Bewusstlosigkeit. Falls Ihr Kind aufhört zu atmen, beginnen Sie sofort mit der Atemspende und Herzdruckmassage (> Seite 146). Schon kurze Zeit eines Atemstillstands kann für das Kind lebensgefährlich sein. Verständigen Sie dann den Notarzt.

# Lebensrettende Sofortmaßnahmen

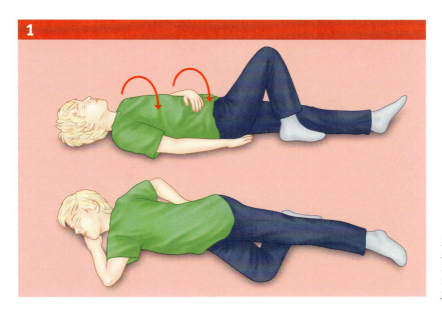

*In dieser Position ist sichergestellt, dass im Falle des Erbrechens nichts in die Atemwege fließen kann.*

## Die stabile Seitenlage

Wenn Ihr Kind bewusstlos ist, aber noch sicher atmet, bringen Sie es in die stabile Seitenlage. **1**

- Knien Sie sich neben Ihr Kind, heben Sie die Ihnen zugewandte Hüfte an und schieben Sie den Arm des Kindes unter sein Gesäß.
- Das Ihnen zugewandte Bein stellen Sie auf und den Fuß bringen Sie dicht an das Gesäß. Die abgewandte Schulter und Hüfte des Kindes ziehen Sie nun vorsichtig zu sich heran.
- Die Hand des oben liegenden Arms schieben Sie unter die Wange, den anderen Arm winkeln Sie zur Stabilisierung an.
- Den Kopf überstrecken Sie leicht nach hinten. Legen Sie kein Kissen unter. Wenn Ihr Baby bewusstlos ist, aber noch atmet, legen Sie es auf den Bauch und drehen Sie seinen Kopf zur Seite. Die Arme zeigen nach oben. **2**

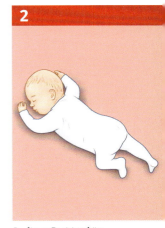

*In dieser Position können sich die Atemwege des Babys nicht verschließen.*

## Schnell handeln

Im Gegensatz zu früheren Empfehlungen sollen Atmung und Puls nicht mehr erst lang geprüft werden, um keine kostbare Zeit zu verlieren. Beginnen Sie deshalb bereits mit der Atemspende und der Herzdruckmassage, wenn Ihr Kind keinerlei Reaktion auf Ansprache oder Berührung zeigt. Falls es doch noch atmet, wird es sich sofort gegen Ihre Beatmung erkennbar wehren. Starten Sie im Zweifelsfall lieber einmal zu oft mit der Wiederbelebung.

# ERSTE HILFE BEI NOTFÄLLEN

## Wiederbelebung – Atemspende und Herzdruckmassage

*Bei der Atemspende muss die Mundhöhle frei sein. Entfernen Sie die Zahnspange, eventuell auch Blut oder Schleim.*

Wenn Ihr Kind nicht mehr atmet, können Sie ihm mit der Luft, die Sie ausatmen, genügend Sauerstoff zuführen, um auch seinen Organismus mit diesem lebenswichtigen Gas zu versorgen. Noch wichtiger ist es jedoch, vor der Atemspende eine Herzdruckmassage (bei Neugeborenen bis zu vier Wochen in umgekehrter Reihenfolge) durchzuführen, denn gleichzeitig mit einem Atemstillstand kommt es häufig auch zu einem Herzstillstand. Bei einer Herzdruckmassage muss das Herz so schnell wie möglich manuell so zusammengedrückt werden, dass trotz des Herzstillstands der Kreislauf des Kindes aufrechterhalten wird.

Fahren Sie mit der Atemspende und der Herzdruckmassage so lange fort, bis Ihr Kind wieder atmet oder der Notarzt eingetroffen ist.

> **ACHTUNG** Bei einem Neugeborenen (bis zu vier Wochen) führen Sie immer zuerst die Atemspende durch. Erst danach kommt die Herzdruckmassage. Das Verhältnis Atemspende zu Herzdruckmassage beträgt 3:1.
> Bei einem Säugling (älter als vier Wochen), einem Kleinkind und einem Jugendlichen beginnen Sie sofort mit der Herzdruckmassage und beatmen erst anschließend. Das Verhältnis Herzdruckmassage zu Atemspende beträgt 30:2.

### So führen Sie eine Atemspende durch
- Zur Atemspende legen Sie Ihr Kind flach auf den Rücken.
- Überstrecken Sie den Kopf Ihres älteren Kindes leicht nach hinten.

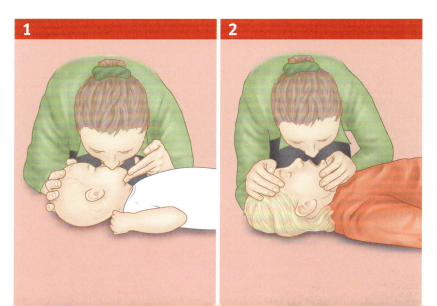

*Links: Bei Neugeborenen, Säuglingen und Kleinkindern umschließen Sie zur Atemspende Nase und Mund.*
*Rechts: Bei Schulkindern und Jugendlichen umschließen Sie nur den Mund.*

# Lebensrettende Sofortmaßnahmen

Wichtig: Das gilt nicht für Neugeborene, Säuglinge und Kleinkinder. Durch den sehr kurzen Hals und die weiche Luftröhre, die Babys und Kleinkinder haben, könnten sonst die Atemwege verschlossen werden.
- Bei Neugeborenen, Säuglingen und Kleinkindern
  Umschließen Sie Mund und Nase mit Ihrem Mund und blasen Sie ihm sanft die Luft ein, die Sie ausatmen. **1**
- Bei Schulkindern und Jugendlichen
  Umschließen Sie mit Ihrem Mund den Mund Ihres Kindes. **2**

**Die Herzdruckmassage erfordert Übung: Besuchen Sie in regelmäßigen Abständen einen Erste-Hilfe-Kurs.**

**So führen Sie eine Herzdruckmassage durch**

**Der Druckpunkt**
Er liegt in der Mitte des Brustbeins, bei Neugeborenen, Säuglingen und Kleinkindern etwa einen Finger breit unter den Brustwarzen, bei älteren Kindern in Höhe der Brustwarzen. Drücken Sie den Brustkorb rhythmisch etwa 100 Mal pro Minute (bei Neugeborenen 120 Mal) nach unten. Die Eindrücktiefe beträgt ungefähr ein Drittel des Brustkorbs Ihres Kindes.

**Die Drucktechniken**
- Bei Neugeborenen und Säuglingen
  Legen Sie Ihren Zeige- und Mittelfinger ausgestreckt auf den Druckpunkt. **3**
- Bei Kindern, die älter sind als ein Jahr
  Legen Sie einen Handballen mit ausgestrecktem Arm auf den Druckpunkt.
- Bei Jugendlichen
  Strecken Sie beide Arme aus und legen Sie Ihre beiden Handballen übereinander auf den Druckpunkt. **4**

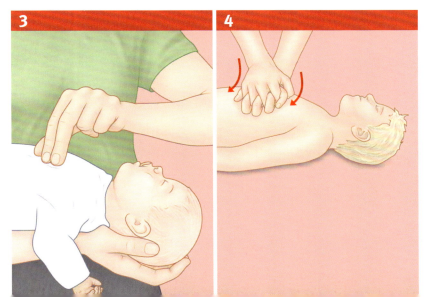

*Links: Bei Neugeborenen und Säuglingen drücken Sie bei der Herzmassage das Brustbein mit Zeige- und Mittelfinger 2 bis 3 cm tief ein.*
*Rechts: Bei Jugendlichen drücken Sie mit beiden Handballen übereinander das untere Drittel des Brustbeins 3 bis 4 cm tief ein.*

# Atemnot

Atemnot kann viele Ursachen haben, etwa das Verschlucken eines Fremdkörpers (unten), Atemwegserkrankungen (> Halsschmerzen, Seite 93/94, > Husten, Seite 96/97), eine allergische Reaktion (> Asthma bronchiale, Seite 104 bis 106) oder einen Insektenstich im Rachenraum (> Seite 140).

> **Typische Zeichen**
> - Ringen nach Luft, schwere Atmung, Angst bis Panik
> - eventuell Blaufärbung von Haut und Lippen
> - eventuell pfeifende Ausatmung, Husten
> - Schwierigkeiten beim Sprechen
> - Bemühen, etwas auszuhusten oder hochzuwürgen

## Erste Hilfe

Öffnen Sie beengende Kleidung, sorgen Sie für frische Luft und beruhigen Sie Ihr Kind. Ist ein Insektenstich die Ursache der Atemnot, hilft Lutschen von Speiseeis oder einem Eiswürfel. Veranlassen Sie in jedem Fall einen Notruf, und beobachten Sie, ob Ihr Kind aufhört zu atmen. Falls nötig, führen Sie eine Atemspende und eine Herzdruckmassage (> Seite 146/147) durch.

*Atemnot sollten Sie immer ernst nehmen. Warnzeichen sind eine Eintrübung des Bewusstseins oder eine bläuliche Verfärbung der Lippen oder der Haut.*

**Wenn das Kind sich »verschluckt« hat**

Jüngere Kinder schieben sich gerne kleine Gegenstände in den Mund oder in die Nase. Meist werden sie über den Magen-Darm-Trakt oder durch heftiges Niesen wieder hinausbefördert. Setzt er sich allerdings in den Atemwegen fest, kann er zu Schleimhautreizungen, aber auch zum Verschluss der Atemwege und damit zum Erstickungstod führen.

**Wenn das Kind nach dem Einatmen eines Fremdkörpers nach Luft ringt**

- Bei Säuglingen
  Legen Sie Ihr Baby mit dem Gesicht nach unten auf Ihren Unterarm und schlagen Sie fünfmal hintereinander kräftig mit der flachen Hand zwischen die Schulterblätter.
- Bei Kindern
  Legen Sie Ihr Kind kopfüber auf Ihre Knie, schlagen Sie fünfmal mit der flachen Hand kräftig zwischen die Schulterblätter. Wenn das nicht hilft, legen Sie es mit ausgestreckten Armen flach auf den Rücken, drücken mehrmals stoßweise mit übereinandergelegten Händen auf den Oberbauch.

# Ertrinken

Bereits bei Babys und Kleinkindern kommt es immer wieder zu Unfällen, wenn sie unbeaufsichtigt in der Nähe von Gartenteichen oder Pools spielen. Bei Babys reicht schon eine kaum gefüllte Badewanne zum Ertrinken.

> **Typische Zeichen**
> - angstvolles Um-sich-Schlagen im Wasser
> - Blässe, Blaufärbung von Gesicht und Lippen
> - Husten mit schaumigem oder blutigem Auswurf
> - eventuell Bewusstlosigkeit und Atemstillstand

**Bei Ertrinkenden ist die Wiederbelebung auch längere Zeit nach dem Unfall noch sinnvoll, da der Körper durch die Unterkühlung weniger Sauerstoff benötigt.**

## Erste Hilfe

Ist Ihr Kind bei Bewusstsein und atmet, ziehen Sie ihm die nassen Sachen aus, betten es auf eine warme Unterlage und decken es gut zu. Der Arzt sollte Ihr Kind in jedem Fall sehen, da das in die Lunge eingedrungene Wasser auch später noch zu Komplikationen führen kann. Ist Ihr Kind bewusstlos, machen Sie gegebenenfalls eine Atemspende und eine Herzdruckmassage (> Seite 146/147), bis der Notarzt eintrifft.

# Fieberkrämpfe

Fieberkrämpfe treten häufig im Alter zwischen sechs Monaten und vier Jahren bei raschem Fieberanstieg auf. Meist hält der Krampf nur einige Minuten an. Rufen Sie sofort den Notarzt, wenn er länger als zehn Minuten dauert, sich wiederholt oder das Kind nicht mehr atmet.

> **Typische Zeichen**
> - plötzliches Zucken der Arme, Beine, Gesichtsmuskeln
> - verdrehte Augen, blaue Lippen, kurze Bewusstlosigkeit

**Wenn Ihr Kind zu Fieberkrämpfen neigt, senken Sie ab 38,5 °C das Fieber.**

## Erste Hilfe

Lockern Sie die Kleidung Ihres Kindes, und versuchen Sie nicht, die Zuckungen zu unterdrücken. Geben Sie Ihrem Kind ein Fieberzäpfchen. Legen Sie es nach dem Krampf in die stabile Seitenlage (> Seite 145).

# Kopfverletzungen

**Lassen Sie Ihr Kind niemals unbeaufsichtigt auf dem Wickeltisch – eine der Hauptursachen für Stürze bei Kleinkindern.**

Kinder stoßen sich leicht den Kopf an, stürzen beim Spielen oder bekommen von einem Spielkameraden einen unbeabsichtigten Schlag ab. In der Regel sind solche Unfälle harmlos. Meist bildet sich ein Bluterguss in Form einer Beule, manchmal platzt auch die Haut auf, sodass eine offene Wunde entsteht. Zeigt Ihr Kind jedoch nach dem Unfall – auch noch viele Stunden danach – ungewöhnliche Symptome, zum Beispiel Schläfrigkeit, Benommenheit oder Erbrechen, handelt es sich immer um eine ernste Verletzung wie eine Gehirnerschütterung oder eine Blutung im Bereich der Gehirnhäute. Bei einer Gehirnerschütterung ist das Kind nach dem Unfall kurze Zeit bewusstlos und kann sich anschließend nicht mehr genau erinnern, was vorgefallen ist. Anzeichen für einen Schädelbruch sind Sickerblutungen aus Ohr, Nase oder Mund. Wenn Sie bei Ihrem Kind eine schwerere Verletzung vermuten, bringen Sie es sofort ins Krankenhaus oder rufen Sie den Notarzt.

### Mögliche Zeichen
- eventuell offene, blutende Wunde oder Beule am Kopf
- eventuell kurzzeitige Bewusstlosigkeit nach dem Unfall
- sofort oder später Kopfschmerzen, Übelkeit, Erbrechen, Müdigkeit
- eventuell Blutung aus Ohr, Mund und Nase
- eventuell Lähmungen und Bewusstlosigkeit

## Erste Hilfe

Ist Ihr Kind bewusstlos und atmet, bringen Sie es in die stabile Seitenlage (> Seite 145). Haben Atmung und/oder Pulsschlag ausgesetzt, führen Sie bis zum Eintreffen des Notarztes gegebenenfalls eine Atemspende und eine Herzdruckmassage durch (> Seite 146/147).

### Das hilft bei Beulen und Platzwunden
Eine Beule sollte möglichst schnell gekühlt werden. Lassen Sie kaltes Wasser darüberlaufen oder drücken Sie für etwa zehn Minuten einen kalten Waschlappen oder einen Eisbeutel dagegen. Eine Kompresse mit Arnika wirkt abschwellend: Geben Sie einen Esslöffel Arnika-Essenz in eine große Tasse Wasser, tränken ein Tuch darin und legen es auf die Beule. Eine Kopfplatzwunde sollten Sie mit einer sterilen Kompresse aus dem Verbandskasten abdecken. Sie muss möglichst schnell vom Arzt desinfiziert und gegebenenfalls verschlossen werden.

# Schock

Als Schock im engeren Sinne bezeichnen die Mediziner eine Mangeldurchblutung des Körpers, die zum völligen Kreislaufversagen führen kann (und nicht ein schwerwiegendes psychisches »Schock«-Erlebnis).
Für einen Schock gibt es viele verschiedene Ursachen. So kann er zum Beispiel die Folge eines großen Blutverlustes sein, kann bei einer Verbrennung (> Seite 156/157) oder einer schweren Durchfallerkrankung aufgrund des großen Flüssigkeitsverlustes auftreten (> Seite 112/113) und kann durch eine starke allergische Reaktion, etwa auf einen Insektenstich (> Seite 140) oder ein bestimmtes Medikament, ausgelöst werden. Ein Schock ist ein lebensgefährlicher Notfall, der so schnell wie möglich ärztlich betreut werden muss.

### Typische Zeichen
- flache, hastige Atmung
- blasse Haut, kalter Schweiß
- schneller Puls
- Kribbelgefühl in Armen und Beinen
- frösteln, Unruhe, Übelkeit
- Schwindel, Ohnmacht

## Erste Hilfe

Decken Sie Ihr Kind gut zu, damit es nicht friert, und lagern Sie es mit erhöhten Beinen. Falls Sie im Moment nichts Geeignetes griffbereit haben, um es unterzulegen, halten Sie die Beine an den Knöcheln senkrecht hoch. Voraussetzung: Ihr Kind atmet! Beim Schock ist die Gefahr eines Atem- und Herzstillstands groß. Führen Sie, falls nötig, eine Atemspende und gegebenenfalls eine Herzdruckmassage (> Seite 146/147) durch und veranlassen Sie einen Notruf.

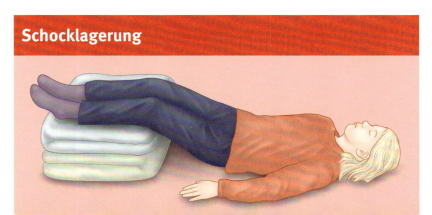

**Schocklagerung**

*Durch die richtige Schocklagerung strömt Blut aus den Venen der Beine in den Körper und unterstützt den Kreislauf.*

# ERSTE HILFE BEI NOTFÄLLEN

# Sonnenstich/Hitzschlag

*Achten Sie darauf, dass die Sonne nicht direkt in den Kinderwagen scheint.*

Die Gefahr, einen Sonnenstich zu bekommen, ist bei Kindern besonders groß, weil sie oft viele Stunden in der Sonne sind. Da er durch starke Sonneneinstrahlung auf den ungeschützten Kopf und Nacken ausgelöst wird, ist eine Kopfbedeckung wichtig. Die Sonneneinwirkung reizt die Gehirnhäute. Oft erst einige Stunden später stellen Sie fest, dass Ihr Kind einen hochroten, heißen Kopf hat, wobei die Körperhaut sich kühl anfühlt. Später kommen Übelkeit und Erbrechen, manchmal auch Ohnmacht hinzu.

Ein Hitzschlag ist etwas anderes: Er entsteht infolge eines Wärmestaus im Körper, der Körper kann sich nicht mehr durch Schwitzen selbst kühlen. Ursache kann, muss aber nicht die Sonneneinwirkung sein. Zum Hitzschlag kann es in einem überheizten Raum, in dem sich viele Menschen aufhalten, oder im heißen Auto kommen. Oder Ihr Kind trägt zu enge, luftundurchlässige Kleidung oder Ihr Baby ist zu dick angezogen oder zu warm zugedeckt. Auch bei einem Hitzschlag hat Ihr Kind einen hochroten Kopf, doch die Haut ist heiß und trocken. Atmung und Puls sind beschleunigt, und Ihr Kind wird zunehmend verwirrter, eventuell auch ohnmächtig.

### Typische Zeichen
- **Sonnenstich:** hochroter Kopf, kühle Körperhaut, Erbrechen, Schwindel, eventuell Ohnmacht
- **Hitzschlag:** hochroter Kopf, heiße, gerötete, trockene Haut, schneller Puls, Schwindel, Verwirrtheit, eventuell Ohnmacht

## Erste Hilfe

Bringen Sie Ihr Kind an einen kühlen und sonnengeschützten Platz, und lagern Sie es mit erhöhten Beinen. Öffnen Sie seine Kleider. Reiben Sie Gesicht, Nacken und Oberkörper mit einem feuchten, kühlen Lappen ab und fächeln Sie ihm Luft zu. Wenn Ihr Kind bei Bewusstsein ist, geben Sie ihm schluckweise kühle Getränke. Verständigen Sie einen Arzt. Wenn Ihr Kind bewusstlos ist, jedoch atmet, bringen Sie es in die stabile Seitenlage (> Seite 145). Falls es nicht atmet, führen Sie eine Atemspende und eine Herzdruckmassage (> Seite 146/147) durch.

- Auch wenn Sie fürchten, Ihr Baby könnte frieren: Decken Sie es nachts nicht zu warm zu und überheizen Sie Ihre Wohnung nicht!
- Kinder sollten in der Sonne nicht nur eingecremt sein, sondern auch einen Schutz für Kopf und Nacken tragen.

# Stromunfall

Vor allem für kleinere Kinder sind elektrische Geräte und Steckdosen eine nicht zu unterschätzende Gefahr. Vorsicht auch bei elektrischen Kabeln. Gerät der Körper in den Stromkreislauf, sind Verbrennungen an den Ein- und Austrittsstellen des Stromes (»Strommarken«) sowie an Organen und inneren Geweben die Folge. Außerdem kann es zum Atem- und Herzstillstand kommen. Der Strom führt zu einer so starken Muskelverkrampfung, dass Ihr Kind an dem Gerät, durch das es in den Stromkreis geraten ist, förmlich »festklebt«.

*Verwenden Sie für sämtliche Steckdosen Kindersicherungen und achten Sie darauf, dass Stromkabel für Ihr Kind nicht erreichbar sind.*

### Typische Zeichen
- Muskelverkrampfung, »Kleben« an der Stromquelle
- schneller Puls, Herzjagen
- sichtbare »Strommarken«
- eventuell Bewusstlosigkeit oder Bewusstseinstrübung

## Erste Hilfe

Schalten Sie zuerst die Sicherung aus und ziehen dann den Stecker heraus. Wenn das nicht möglich ist, stellen Sie sich auf trockenes, nicht leitendes Material, und trennen Sie mit Hilfe eines nicht leitenden Gegenstands Ihr Kind von der Stromquelle.

Ist Ihr Kind bei Bewusstsein, lagern Sie es mit erhöhten Beinen (>Seite 151). Rufen Sie dann sofort den Notarzt und kühlen Sie die Verbrennungen. Ist Ihr Kind bewusstlos, beginnen Sie gegebenenfalls sofort mit der Atemspende oder Herzdruckmassage (> Seite 146/147). Atmet das bewusstlose Kind, bringen Sie es in die stabile Seitenlage (> Seite 145) und rufen Sie den Notarzt.

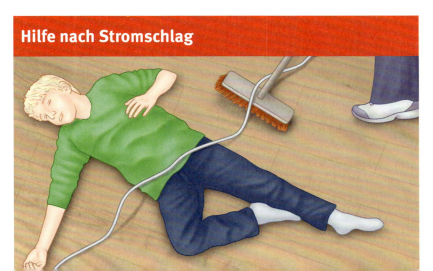

### Hilfe nach Stromschlag

*Gegenstände aus Holz, Gummi oder Glas leiten keinen Strom. Sie können also auf einem Holzfußboden oder Brett stehend das Stromkabel mit einem Besenstiel zur Seite schieben.*

# Unterkühlung/Erfrierung

Bei einer Unterkühlung sinkt die Körpertemperatur stark ab. Weniger als 35 °C sind für die Organe gefährlich, unter Umständen lebensbedrohlich. Die Ursache ist meist kaltes Wasser (Badeunfall, Einbrechen ins Eis). Bei Kindern kann es aber auch ein zu langer Aufenthalt im Freien bei sehr kaltem Wetter sein. Besonders gefährdet sind Babys, denn sie können ihre Körpertemperatur noch schlecht regulieren. In kühlen Räumen oder in einem schlecht isolierten Kinderwagen kann es schnell zur Unterkühlung kommen, wenn Ihr Baby nicht warm genug angezogen oder zugedeckt ist. Im Gegensatz zur Unterkühlung sind Erfrierungen örtlich begrenzte Kälteschäden, die zwar schmerzhaft, aber nicht lebensgefährlich sind. Gerade bei etwas älteren Kindern treten Erfrierungen mit einer Gewebeschädigung auf. Betroffen sind meist Finger, Zehen, Nase, Kinn oder Ohren.

### Typische Zeichen
- Unterkühlung: zittern, kalte, blasse Haut, Verwirrtheit, eventuell Bewusstlosigkeit
- Erfrierung: betroffene Hautpartien sind weiß, kalt, hart und schmerzhaft, Blasenbildung ist möglich

## Erste Hilfe

### Bei Unterkühlung

**Erwärmen Sie Ihr Kind vorsichtig. Zu viel plötzliche Hitze kann schaden: also kein Heizkissen, keine heiße Wärmflasche, keine zu heißen Getränke.**

- Bringen Sie Ihr Kind an einen warmen Ort.
- Ziehen Sie ihm gegebenenfalls trockene Kleidung an.
- Legen Sie es auf eine warme Unterlage oder ins Bett.
- Geben Sie ihm schluckweise ein warmes Getränk.
- Bleiben Sie die ganze Zeit über bei Ihrem Kind und prüfen Sie Atmung und Puls. Ist es bewusstlos, bringen Sie es in die stabile Seitenlage (> Seite 145) und rufen Sie den Notarzt.
- Falls Atmung und Puls aussetzen, führen Sie eine Beatmung und eine Herzdruckmassage (> Seite 146/147) durch, bis der Arzt eintrifft.

### Bei Erfrierung
- Entfernen Sie Handschuhe, Socken oder Schuhe.
- Wärmen Sie die betroffenen Körperpartien vorsichtig zwischen Ihren Händen oder unter Ihren Achselhöhlen, aber reiben Sie sie nicht.
- Bringen Sie Ihr Kind bei starken Erfrierungen zum Arzt.

# Verätzung/Vergiftung

Neugier oder Nachahmungstrieb führen bei Kleinkindern immer wieder zu Verätzungen und Vergiftungen. Verlockend sind für sie bunte Arzneien, Wasch- und Putzmittel, Pflanzenschutzmittel und andere Chemikalien in interessanten Flaschen, Kosmetika, Alkohol, Zigaretten, aber auch giftige Pflanzenteile (Blätter, Beeren).

Handelt es sich um ätzende Substanzen, kommt es beim Trinken nicht nur zu einer Vergiftung, sondern auch zu Schäden an den Schleimhäuten der Verdauungsorgane. Äußerliche Verätzungen verursachen dieselben Symptome wie Verbrennungen (> Seite 156/157), besonders gefährlich sind ätzende Substanzen für die Augen. Die Anzeichen einer Vergiftung sind, je nachdem was Ihr Kind geschluckt, gegessen oder eingeatmet hat, sehr unterschiedlich. Manche Substanzen können auch noch viele Stunden später zu Schädigungen führen. Holen Sie deshalb unbedingt ärztlichen Rat ein.

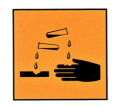

*Offizielle Kennzeichnung für ätzende Stoffe*

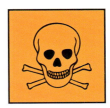

*Offizielle Kennzeichnung für sehr giftige Stoffe*

**Typische Zeichen**
- Übelkeit, Erbrechen, Durchfall, Atemnot, eventuell Hustenreiz
- Brennen im Mund, Schluckbeschwerden, Hautveränderungen
- eventuell Zeichen eines Schocks (> Seite 151)

## Erste Hilfe

- Rufen Sie bei dem Verdacht auf eine Verätzung/Vergiftung ein Giftinformationszentrum (die Nummer sollten Sie immer griffbereit haben) sowie den Arzt an und machen Sie möglichst genaue Angaben über Art und Menge der Substanz sowie den Zeitpunkt des Unfalls. Ist Ihr Kind bewusstlos, führen Sie sofort Erste-Hilfe-Maßnahmen durch (> Seite 145 bis 147) und rufen Sie danach den Notarzt.
- Entfernen Sie etwaige Reste der giftigen Substanz aus dem Mund Ihres Kindes. Bringen Sie es aber ohne ärztliche Anweisung nicht zum Erbrechen, da ätzende Substanzen dabei erneut Schaden anrichten können. Geben Sie ihm auch nichts zu essen oder zu trinken, da sonst das Mittel noch schneller in den Körper gelangt.
- Hat Ihr Kind eine ätzende Substanz an Haut oder Augen gebracht, spülen Sie die Stellen sofort mit klarem Wasser, umwickeln sie mit einem Verband oder legen ein sauberes, gebügeltes Taschentuch auf.
- Sorgen Sie bei einer Gasvergiftung für Frischluft: Öffnen Sie Fenster und Türen oder bringen Sie Ihr Kind ins Freie.

In unerreichbare Höhe gehören: Medikamente, Kosmetika, Putzmittel, volle Aschenbecher und Zimmerpflanzen.

# Verbrennung/Verbrühung

Verbrennungen und Verbrühungen gehören zu den häufigsten Unfällen im Kindesalter. Oft fassen kleinere Kinder auf Herdplatten oder an Bügeleisen, neugierig ziehen sie an Kochtöpfen oder Teekannen, deren heißer Inhalt sich dann über sie ergießt. Auch das Spiel mit dem Feuer hat seine besonderen Reize. Voller Entdeckerfreude probieren Kinder aus, wie Streichhölzer funktionieren, und sind fasziniert von brennenden Kerzen. Nur ein Augenblick, in dem sie allein sind, und schon ist es passiert.

Die Temperaturen müssen jedoch keineswegs sehr hoch sein, um eine Verbrennung zu verursachen. Auch weniger große Hitze kann, wenn sie nur lang genug auf die Haut einwirkt, das Gewebe schädigen (Sonnenbrand, > Seite 141). Ätzende Dämpfe und Flüssigkeiten (> Verätzungen, Seite 155) können auf der Haut ebenso zerstören wie eine Verbrennung.

Je nachdem, wie groß das geschädigte Hautareal ist, kann der Körper große Mengen an Gewebsflüssigkeit und Mineralien verlieren, sodass es zum lebensgefährlichen Schock (> Seite 151) kommen kann. Außerdem sind offene Hautstellen immer eine Gefahrenzone, da Keime in den Körper gelangen und Infektionen auslösen können. Abhängig vom Ausmaß der Verbrennung oder Verbrühung werden drei Schweregrade unterschieden.

### Typische Zeichen
- Grad 1: Rötung und Schwellung der Haut; Schmerzen
- Grad 2: Rötung, Schwellung, Blasenbildung und Nässen der Hautstellen; Schmerzen
- Grad 3: zerstörtes, schmerzunempfindliches Hautgewebe, weißliche, gräuliche oder schwärzliche Verfärbung

## Erste Hilfe

*Kaltes Wasser lindert den Schmerz und verhindert, dass die Verbrennung auf tiefere Hautschichten übergreift. Falls die Wunde sehr nässt, können Sie sie auch mit Alufolie abdecken.*

- Bringen Sie Ihr Kind als Erstes aus der Gefahrenzone.
- Brennt seine Kleidung, versuchen Sie die Flammen mit Wolldecken oder Teppichen zu ersticken, indem Sie Ihr Kind auf dem Boden wälzen. Wenn Wasser in der Nähe ist, überschütten Sie die brennenden Flächen.
- Ziehen Sie Ihrem Kind sofort die Kleidung aus, aber entfernen Sie nur die Teile, die nicht mit der Haut verklebt sind. Es könnten sonst zusätzliche Verletzungen entstehen.
- Halten Sie die verbrannte/verbrühte Partie möglichst sofort mindestens 15 bis 20 Minuten unter fließendes kaltes Wasser.

# Verbrennung/Verbrühung

- Decken Sie die Wunde, wenn sie offen ist oder Blasen bildet, gleich nach dem Kühlen mit sterilem Verbandsmaterial, zum Beispiel mit einer speziellen Brandwundauflage, oder mit einem sauberen, gebügelten Baumwolltuch ab. Falls die Wunde sehr stark nässt, können Sie sie auch mit Alufolie abdecken.
- Hüllen Sie Ihr Kind bei großflächigen Verbrennungen oder Verbrühungen in ein frisches Leinentuch, bis der Notarzt kommt.

**Gehen Sie mit offenem Feuer (beim Grillen), leicht entzündlichen Stoffen wie Spiritus (etwa beim Fondue) und mit Feuerwerkskörpern besonders vorsichtig um!**

**ACHTUNG** Tauchen Sie Ihr Kind bei Verbrennungen an Brust, Bauch oder Rücken niemals ganz in kaltes Wasser, da sonst die Gefahr eines Kälteschocks entsteht. Verwenden Sie keine Eiswürfel zum Kühlen der Haut. Behandeln Sie die Wunde niemals mit Mehl, Puder, Salben oder Ölen, und versuchen Sie nicht, Blasen zu öffnen. Dadurch kann es zu schwerwiegenden Infektionen kommen.

Grundsätzlich gilt: Gehen Sie mit Ihrem Kind sofort zum Arzt oder rufen Sie den Notarzt, wenn die verbrannte/verbrühte Hautstelle so groß wie seine Handfläche oder größer ist. Es besteht die Gefahr von erheblichem Flüssigkeitsverlust, und Ihr Kind muss eventuell eine Infusion bekommen. Wenn sich Blasen bilden, sollten Sie die Wunde innerhalb der nächsten 24 Stunden ebenfalls dem Arzt zeigen, damit er feststellt, ob Infektionen entstanden sind und sie gegebenenfalls behandelt. Rufen Sie sofort den Notarzt, wenn Ihr Kind – unabhängig von der Größe der Wunde – Zeichen eines Schocks zeigt (> Seite 151).

**Vorsicht: Heiß!**
»Ein gebranntes Kind scheut das Feuer« – wie schmerzhaft Ihr Kind diese Lehre am eigenen Leib erfährt, können Sie entscheidend beeinflussen:
- Machen Sie es frühzeitig auf die Gefahren aufmerksam, die mit dem Begriff »heiß« verbunden sind – und wiederholen Sie Ihre Warnung geduldig immer wieder.
- Achten Sie darauf, dass Gefäße mit heißem Inhalt wie Kochtöpfe, Pfannen, Tee- oder Kaffeekannen niemals in Reichweite Ihres Kindes stehen.
- Halten Sie es von der heißen Backofentür fern, die auch lange nach dem Backen noch sehr warm ist.
- Bewahren Sie Streichhölzer und Feuerzeuge so auf, dass Ihr Kind sie nicht allein entdecken kann.
- Lassen Sie Ihr Kind nicht mit brennenden Kerzen oder einem heißen Bügeleisen allein im Raum.

# Verletzungen

Kinder verletzen sich leicht. Meist ist es zum Glück nicht mehr als ein blauer Fleck oder ein »Kratzer«, Verletzungen, die Sie selbst behandeln können. Doch auch die kleinen Wunden müssen richtig versorgt werden, denn in ihnen können sich krankmachende Keime einnisten. Bei ernsteren Verletzungen (> Blutungen, Seite 159, > Kopfverletzungen, Seite 150, > Knochenbrüche, Seite 160) kommt es darauf an, genau zu wissen, was Sie bis zum Eintreffen des Notarztes tun können.

> **ACHTUNG** Sorgen Sie dafür, dass Ihr Kind immer einen ausreichenden Tetanusimpfschutz hat. Ausreichend bedeutet, dass es alle Babyimpfungen erhalten hat und die letzte Tetanusimpfung nicht länger als fünf Jahre zurückliegt.

## Kleinere Wunden

*Wurde Ihr Kind von einem Tier gebissen, müssen Sie es unbedingt zum Arzt bringen: Bei Bisswunden besteht Tollwutgefahr. Notieren Sie die Adresse des Tierhalters.*

Je nachdem, ob es sich um eine Schürf-, Platz- oder Schnittwunde handelt, ist die Haut nur oberflächlich aufgeschabt oder auch darunter liegende Blutgefäße sind verletzt. Wenn die Wunde nicht allzu tief ist, können Sie sie selbst versorgen. Klaffen die Wundränder weit auseinander, sollten Sie unbedingt den Arzt aufsuchen.

Sobald die Wunde nicht mehr blutet, reinigen Sie sie unter fließendem Leitungswasser und desinfizieren sie mit einer Hautdesinfektionslösung aus der Apotheke. Dann bedecken Sie die Wunde mit einem Pflaster oder einem Pflastersprühverband. Ist das Pflaster zu klein, nehmen Sie eine Mullkompresse aus Ihrer Hausapotheke und befestigen sie locker mit Heftpflaster. Bei großflächigeren Schürfwunden machen Sie einen Wundverband.

### So legen Sie einen Verband an

Wenn Sie folgende Hinweise beachten, ist es einfach, einen Verband korrekt und passend anzulegen:

- Verwenden Sie Mullbinden für einen Wundverband und elastisches Material für einen Stützverband.
- Beginnen Sie mit dem Wickeln des Verbandes ein Stück von der verletzten Stelle entfernt und wickeln Sie spiralförmig in Richtung Körpermitte.
- Achten Sie darauf, dass der Verband nicht zu fest sitzt, damit das Gewebe nicht eingeschnürt wird, und überprüfen Sie den Sitz des Verbands nach zehn Minuten noch einmal.

## Blutergüsse

Blutergüsse entstehen durch Prellungen oder Quetschungen. Dabei zerreißen kleinere Blutgefäße und bluten in das umliegende Gewebe ein. Die entstehenden Schwellungen sind zunächst bläulich und verfärben sich, wenn das Blut allmählich abgebaut wird, gelblich bis bräunlich. Kleinere Blutergüsse sind harmlos. Wichtig ist, dass Sie die entsprechende Stelle sofort 15 bis 20 Minuten kühlen.

**Das kühlt den Bluterguss:** ein nasser Waschlappen (möglichst vorher einige Minuten ins Gefrierfach legen), ein Eisbeutel oder als Ersatz ein Gegenstand aus Metall, etwa ein Löffel.

> **ACHTUNG** Nach unglücklichen Stürzen, Stößen und Schlägen, zum Beispiel in Muskeln oder Bauchorgane, kann es auch zu inneren Blutergüssen kommen. Dabei treten oft erst einige Zeit nach dem Unfall Blässe, Schmerzen und Unwohlsein auf. Solche inneren Blutungen können zu starken Blutverlusten führen. Bringen Sie Ihr Kind sofort zum Arzt, wenn es nach einem Sturz oder einer Rauferei solche Symptome zeigt.

## Blutungen

Bei tieferen oder großen Wunden kommt es manchmal zu starken Blutungen, die sofort gestoppt werden müssen. Größere Blutverluste sind lebensbedrohlich; sie können zu einem Schock (> Seite 151) und damit auch zum Tod führen. Durch anhaltenden Druck von außen kann eine Blutung gestillt werden. Veranlassen Sie dann so schnell wie möglich einen Notruf.
Zeigt Ihr Kind Zeichen eines Schocks, lagern Sie es mit erhöhten Beinen (> Schocklagerung Seite 151). Hat es das Bewusstsein verloren, führen Sie sofort die entsprechenden Erste-Hilfe-Maßnahmen durch. Sind Atmung und Puls vorhanden, bringen Sie es in die stabile Seitenlage (> Seite 145). Setzen Atmung und Puls aus, beginnen Sie mit der Atemspende und Herzdruckmassage (> Seite 146/147).

**So stillen Sie eine stark blutende Wunde**
- Waschen Sie eine stark blutende Wunde nicht aus, desinfizieren Sie sie nicht, und berühren Sie sie nicht.
- Belassen Sie festsitzende Fremdkörper in der Wunde.
- Drücken Sie mit einer sterilen Auflage, notfalls mit einem sauberen Taschentuch, einige Minuten fest auf die blutende Stelle und halten Sie dabei den betroffenen Körperteil hoch.
- Wenn die Blutung schwächer wird, legen Sie einen Druckverband an (> Seite 161). Dazu bedecken Sie die Wunde mit einer sterilen Auflage.

Darauf legen Sie ein Polster (ein ungeöffnetes Päckchen Verbandsmull oder ein mehrfach gefaltetes Taschentuch), das Sie mit einer Mullbinde so fest umwickeln, dass es nicht rutscht.
- Ist ein Fremdkörper in der Wunde, polstern Sie sie ringförmig ab, sodass dieser nicht weiter hineingedrückt wird.
- Sickert Blut durch den Verband, legen Sie einen zweiten Druckverband über dem ersten an.

### Nasenbluten

Nasenbluten tritt bei Kindern relativ oft auf und ist in der Regel harmlos. Häufige Ursachen dafür sind Bohren in der Nase oder heftiges Schnäuzen bei Schnupfen. Wenn Ihr Kind häufiger Nasenbluten hat oder das Bluten mit Selbsthilfemaßnahmen nach 15 bis 20 Minuten nicht zum Stillstand kommt, sollten Sie dennoch mit ihm zum Arzt gehen.

Wenn die Nase blutet, lassen Sie Ihr Kind den Kopf leicht nach vorn beugen und drücken Sie die Nasenflügel etwa zehn Minuten lang zu. Ein kalter Waschlappen oder ein Eisbeutel im Nacken bringen die Blutung schneller zum Stillstand.

## Verstauchungen/Zerrungen

*Das beugt Schwellungen vor: das verletzte Gelenk unter fließendes kaltes Wasser halten, einen Eisbeutel beziehungsweise einen Beutel mit Kühlgel auflegen oder einen Umschlag mit Arnikaessenz machen.*

Kinder sind sehr gelenkig, trotzdem kann es beim Spielen oder beim Sport passieren, dass sie sich ein Gelenk verstauchen oder eine Gelenkkapsel mit ihren Bändern überdehnen. Typische Anzeichen sind: Das Gelenk schmerzt stark bei Bewegung und Druck. Die Haut über dem Gelenk ist angeschwollen und teilweise rot-bläulich verfärbt. Gehen Sie in jedem Fall zur Sicherheit zum Arzt. Er kann beurteilen, ob Ihr Kind einen Bänderriss hat.

## Knochenbrüche

Kinderknochen haben Ähnlichkeit mit Bambus. Sie biegen sich bei Druckeinwirkung; der Knochen eines Erwachsenen würde schon längst brechen. Dennoch kommt es natürlich auch bei Kindern zu Brüchen, häufig allerdings nur zu einer »Grünholzfraktur«. Dabei bricht zwar der Knochen, aber die umgebende Knochenhaut bleibt intakt, sodass sie die Knochenteile weiterhin zusammenhält.

Wenn Ihr Kind nach einem Sturz oder Schlag über starke Schmerzen in einem seiner Gliedmaßen klagt und es diesen Körperteil nur schlecht oder nicht mehr bewegen kann, sollten Sie am besten sofort den Notarzt rufen! Charakteristisch für einen Bruch ist, dass der betroffene Körperteil anschwillt und eventuell abnorm verdreht ist. Bei offenen Brüchen (das heißt, bei einer offenen Hautwunde über der Bruchstelle) kann ein Teil des ver-

# Verletzungen

## Verbände anlegen

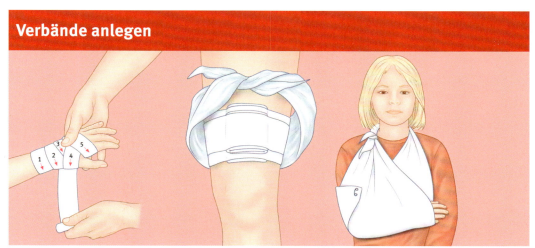

*Links: Handverband*
*Wickeln Sie am Ende immer zum Gelenk zurück, damit der Verband nicht rutscht.*
*Mitte: Druckverband*
*Auf eine stärker blutende Wunde legen Sie eine sterile Auflage und dann ein Druckpolster, das Sie mit einer Mullbinde festziehen.*
*Rechts: Dreieckstuch*
*Damit stellen Sie Arm und Schulter ruhig.*

letzten Knochens aus der Wunde herausragen. In diesem Fall kann sehr schnell eine Infektion entstehen. Deshalb muss die Wunde sofort mit einem sterilen Tuch oder einem sauberen Taschentuch abgedeckt werden.
Stellen Sie den verletzten Körperteil unbedingt ruhig, bis der Arzt kommt. Doch versuchen Sie niemals, ein fehlgestelltes Bein oder einen verdrehten Arm ohne ärztliche Hilfe in die richtige Lage zu bringen.

**So schienen Sie einen Bruch**
- **Beinbruch**

Ein Bein schienen Sie am besten mit einem längeren stabilen Gegenstand, etwa mit einer Holzlatte, einem großen Holzlineal oder einem Stapel Zeitschriften oder Zeitungspapier. Legen Sie ihn vorsichtig von beiden Seiten an das verletzte Bein an – ohne die Lage des Beins zu verändern! Falls möglich, stabilisieren Sie diese Konstruktion mit einem festen Klebeband (zum Beispiel Paketband).
- **Armbruch**

Um einen Arm ruhig zu stellen, binden Sie ein Dreieckstuch als Schlinge um den betroffenen Arm und befestigen es im Nacken.

**ACHTUNG** Wenn Ihr Kind über starke Schmerzen im Rücken und Kribbeln oder Taubheitsgefühl in Armen und Beinen klagt, ist seine Wirbelsäule vielleicht verletzt. Verändern Sie die Lage Ihres Kindes auf keinen Fall. Rufen Sie sofort den Notarzt!

# SERVICE-TEIL

*Auf den folgenden Seiten finden Sie Informationen und Ratschläge für eine umfassende Gesundheitsvorsorge: Antworten auf die häufigsten Elternfragen zum Wohlergehen ihres Kindes, empfohlene ärztliche Untersuchungen und Impfungen in den ersten Lebensjahren, Einrichtung einer kleinen Hausapotheke sowie wichtige Vorbereitungen für eine unbeschwerte Reise. Ergänzend gibt es ein alphabetisches Glossar mit medizinischen Fachbegriffen, einen Adressenteil für Deutschland, Österreich und die Schweiz und eine kommentierte Literaturliste.*

## Wichtige Fragen kurz beantwortet

Kinderärzten werden zu bestimmten Themen immer wieder ähnliche Fragen gestellt: Viele Eltern machen sich zum Beispiel Sorgen darüber, dass ihr Kind so wenig isst. Andere sind verunsichert, weil ihre Tochter oder ihr Sohn sehr häufig unkonzentriert oder müde ist, und möchten dazu meine Meinung als Ärztin hören.

In diesem Kapitel habe ich die häufigsten Fragen aufgegriffen und mit kurzen Kommentaren versehen. Sie sollen Ihnen unter anderem Informationen zum medizinischen Hintergrund der Themen geben und eine Hilfestellung bieten bei der Entscheidung, ob Sie mit Ihrem Kind eine Ärztin beziehungsweise einen Arzt aufsuchen sollten.

### »Mein Kind ist immer so blass.«

Eine gesunde Gesichtsfarbe gilt als eines der wichtigsten Zeichen dafür, dass ein Kind nicht krank ist. Doch was »gesund« ist, kann man nur individuell beurteilen – im Vergleich zur Hautfarbe, die das Kind üblicherweise hat. Am besten lässt sich eine krankhafte Blässe an den Lippen oder an den Fingernägeln erkennen. Der Arzt kann einen Bluttest machen, um festzustellen, ob Ihr Kind vielleicht unter einer Blutarmut (Anämie) leidet, also zu wenig rote Blutkörperchen hat. Hat ein Baby im zweiten bis dritten Lebensmonat eine Anämie, muss man sich in der Regel keine Sorgen machen; sie vergeht nach einiger Zeit von allein.

### Wichtige Fragen kurz beantwortet

Im späteren Kindesalter ist Eisenmangel die häufigste Ursache für eine Blutarmut. Der Mangel entsteht, weil Kinder oft kaum Fleisch, keine Eier und kein Blattgemüse essen. Außerdem haben Kinder während der Wachstumsschübe einen erhöhten Eisenbedarf, der nicht immer gedeckt wird. Neben blassen Lippen und Fingernägeln sind Müdigkeit, Appetitlosigkeit, Atemnot bei körperlicher Anstrengung und Schwindel die typischen Anzeichen.

Wenn Sie vermuten, dass Ihr Kind eine Anämie hat, sollten Sie mit ihm zum Arzt gehen.

#### »Mein Kind läuft noch nicht.«

Welche Eltern warten nicht darauf, dass ihr Sprössling endlich auf den eigenen Beinen steht? Manchmal kann sogar eine richtige Konkurrenz zwischen Müttern entstehen, wenn es darum geht, welches Kind als Erstes zu laufen anfängt. Lassen Sie sich durch derartige »Wettkämpfe« nicht verunsichern! Die meisten Kinder beginnen mit ungefähr einem Jahr, sich an Gegenständen hochzuziehen und unternehmen die ersten wackeligen Stehversuche. Mit ungefähr 15 Monaten können sie in der Regel frei laufen.

Die individuelle Entwicklung kann allerdings von diesem Zeitrahmen erheblich abweichen, denn jedes Kind hat seine ganz eigene Geschwindigkeit: Manch eines ist schon mit zehn Monaten in der Lage, frei zu laufen, ein anderes ist das erst mit knapp anderthalb Jahren. Es kommt lediglich darauf an, dass Ihr Kind regelmäßig Fortschritte macht und nicht auf einer Entwicklungsstufe stehen bleibt oder Dinge, die es bereits konnte, wieder verlernt. Versuchen Sie auf keinen Fall, es zum Stehen oder Laufen zu zwingen. Wenn Sie unsicher sind, ob Ihr Kind hinter der normalen Entwicklung zurückbleibt, sprechen Sie mit Ihrem Arzt darüber. Er kennt Ihr Kind von den Vorsorgeuntersuchungen, er weiß, wie es sich bisher entwickelt hat, und kann deshalb auch beurteilen, ob es sich mit seinen Fortschritten im normalen Rahmen bewegt.

#### »Mein Kind spricht noch nicht richtig.«

Die Sprachentwicklung eines Kindes verläuft – ebenso wie das Ausbilden körperlicher Fähigkeiten – sehr unterschiedlich. Es gibt Kinder, die bereits mit einem Jahr Zwei-Wort-Sätze sagen, und andere, die dies erst mit fast zwei Jahren tun. Und manche Kinder sprechen lange Zeit ganz wenig, können dann aber binnen Kurzem plötzlich Zwei-Wort-Sätze bilden.

Wie beim Laufenlernen ist es auch bei der Aneignung der Sprache nicht wichtig, dass Ihr Kind in einer bestimmten Zeit an einem bestimmten Punkt der Entwicklung angekommen ist, sondern dass es kontinuierliche Fortschritte macht. Beispielsweise sollten Sie im Lauf der Zeit immer häufiger feststellen können, dass Ihr Kind Ihre Aufforderungen versteht. Werden Sie aufmerksam, wenn das Kind Wörter oder Sätze, die es bereits gesprochen hat, nicht mehr verwendet oder gar nicht mehr spricht.

Die meisten Kinder machen beim Sprechen anfangs eine Reihe von Fehlern. Oft verstehen nur Mutter oder Vater, die es ständig um sich haben und gut kennen, was es gerade meint. Nach und nach werden die Wörter deutlicher, und der Satzbau verbessert sich. Bis zum vierten Lebensjahr sollte ein Kind allmählich richtig sprechen können. Wenn Sie bemerken, dass Ihr Kind in diesem Alter noch Probleme bei der Aussprache einzelner Laute, Wörter oder im Redefluss (zum Beispiel stottern) hat, kann eine logopädische Behandlung notwendig sein. Sprechen Sie in diesem Fall mit Ihrem Kinderarzt darüber. Da das Erlernen der Sprache wesentlich vom Hörvermögen abhängig ist, sollten Sie von Anfang an darauf achten, ob Ihr Kind gut hört (> Seite 77). Wenn es auf Geräusche wenig oder nicht reagiert und Aufforderungen nur nach Rückfrage oder beim zweiten (lauteren) Mal versteht, sollten Sie mit ihm zum Ohrenarzt gehen und untersuchen lassen, ob es vielleicht schwerhörig ist.

### »Mein Kind isst schlecht.«

Viele Mütter kennen die Situation: Da kocht man mit viel Hingabe ein leckeres, vitaminreiches Mittagessen, und der kleine Liebling nimmt wieder einmal nur eine Löffelspitze voll zu sich, um anschließend zu streiken. Grundsätzlich ist zum Essproblem erst einmal zu sagen, dass es tatsächlich Kinder gibt, die von Anfang an einen schlechteren Appetit haben als andere – ganz gleich, was man ihnen anbietet. Solange sie jedoch trotzdem gut zunehmen und sich ganz normal entwickeln, sollte man dem möglichst wenig Beachtung schenken. Sonst kommt es regelmäßig zu Auseinandersetzungen, die erst recht den Spaß am Essen verderben. Außerdem ist es typisch für die Kleinkindphase, dass eine Zeit lang ausgeprägte Vorlieben für ein bestimmtes Gericht oder bestimmte Nahrungsmittel bestehen. Diese können sich allerdings auch von einem Tag auf den anderen wieder ändern. Man sollte dieser Form von Individualismus nicht übermäßig nachgeben, damit das Kind sich beispielsweise nicht ausschließlich von Keksen ernährt. Allerdings helfen auch keine großen Bestrafungen. Kochen Sie das, was Sie für richtig halten, und versuchen Sie, es Ihrem Kind schmackhaft zu machen. Isst es immerhin ein bisschen Gemüse, so ist das schon ein Erfolg. Keinesfalls sollte es jedoch – quasi als »Belohnung« für seine Verweigerung – statt des aufgetischten Essens den begehrten Ersatz, beispielsweise Süßigkeiten, bekommen.
In fast allen Fällen löst sich das Problem im Lauf der Zeit von selbst. Wenn Ihr Kind allerdings immer ein guter Esser war, in letzter Zeit aber keinen Appetit mehr hatte und sich vielleicht auch insgesamt nicht wohlfühlt, sollten Sie Ihren Kinderarzt um Rat fragen.

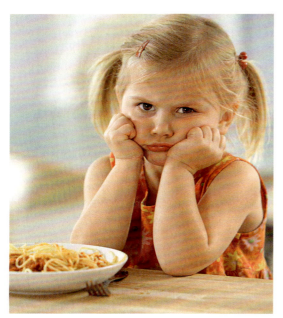

*Eine kurzzeitige Appetitlosigkeit ist nicht besorgniserregend.*

### »Mein Kind ist ständig müde.«

Viele Kinder leiden unter chronischer Müdigkeit, weil sie einfach überfordert sind, denn schon im Grundschulalter wird ihnen sehr viel abverlangt. Wenn Ihr Kind ständig müde ist, sollten Sie vielleicht seine Aktivitäten neben der Schule etwas einschränken und ihm mehr Mußezeit gönnen. Auch ein regelmäßiger Mittagsschlaf tut gut.

Ein weiterer Grund für die Müdigkeit kann das Fernsehen sein. Manche Kinder verbringen lange Zeit vor der Flimmerkiste. Die vielen Reize, die sie dabei notgedrungen aufnehmen müssen, strengen sie sehr an. Abgesehen davon kommen sie nicht an die frische Luft, auch das macht träge, schlapp und müde.

Die Ernährung spielt hier auch eine Rolle. Zwar sollten Chips und Hamburger nicht gänzlich verboten werden. Doch dürfen Obst und Gemüse auf dem täglichen Speiseplan nicht fehlen, denn jedes Kind braucht für seine körperliche Gesundheit und sein Wohlbefinden ein ausreichendes Maß an Nährstoffen, etwa Vitamine. Am besten greifen Sie zu Produkten aus biologisch-kontrolliertem Anbau, die der Saison entsprechen, also keine Erdbeeren im Winter.

Kommen alle genannten Gründe nicht in Frage und haben Sie das Gefühl, dass Ihr Kind seit einiger Zeit ohne erkennbare Ursache müde und weniger leistungsfähig ist, sollten Sie mit ihm zum Kinderarzt gehen. Es könnte beispielsweise eine Erkrankung wie die Eisenmangelanämie (> »Mein Kind ist immer so blass« Seite 163) haben.

## »Mein Kind ist dauernd krank.«

Kinder müssen immer wieder krank werden, damit ihr Immunsystem Abwehrkräfte gegen die Keime bilden kann, mit denen wir tagtäglich konfrontiert werden. Kleinkinder können bis zu zehn Mal im Jahr eine Infektion bekommen. Meistens haben sie dann eine Erkrankung der oberen Atemwege, zum Beispiel eine Erkältung (> Seite 22/23), oder eine Magen-Darm-Infektion (> Seite 29). Hatte ein Kind in seinen ersten Lebensjahren wenig Kontakt zu anderen Kindern, ist es möglicherweise in der ersten Zeit nach Eintritt in den Kindergarten oft krank. Sein Immunsystem muss sich nun mit einer Vielzahl von Keimen auseinandersetzen, mit denen es vorher nie konfrontiert wurde.

Manchmal sind Kinder auch nach einer gerade überstandenen Infektion, zum Beispiel einer schweren Mandelentzündung (> Seite 94/95), noch so geschwächt, dass sie nicht genügend Abwehrkräfte haben, um einen neuen Krankheitskeim zu bekämpfen. Dann können sie innerhalb kurzer Zeit erneut krank werden. Außerdem sind Kinder, wie Erwachsene eben auch, in manchen Situationen besonders anfällig für Krankheiten – zum Beispiel, wenn sie in der Schule gesteigerten Anforderungen gerecht werden müssen, wenn sie gerade einen Wachstums- und Entwicklungsschub durchmachen oder ein einschneidendes Erlebnis verarbeiten.

Sie können das Immunsystem Ihres Kindes stärken, indem Sie dafür sorgen, dass Ihr Kind viel an die frische Luft geht, möglichst eine ausgewogene Ernährung zu sich nimmt sowie Ruhe und Zufriedenheit erlebt. Spezielle Arzneimittel, die die Abwehrkräfte des Körpers anregen, sollten Sie Ihrem Kind allerdings nicht verabreichen, da die Auswirkungen auf das Immunsystem nur schwer zu beurteilen sind.

Die Ursachen für häufige Krankheiten eines Kindes sind in der Regel harmlos. Sind Sie dennoch besorgt, sollten Sie Ihren Kinderarzt aufsuchen.

### »Mein Kind ist unkonzentriert.«

Schon Eltern von Kleinkindern klagen darüber, dass sich diese auf nichts über längere Zeit konzentrieren können. Die Ursache dafür liegt vielfach in einer frühen Reizüberflutung. Nur wenige Kinder lernen beispielsweise noch, sich in Ruhe mit einem einzigen Spielzeug zu beschäftigen. Meist haben sie Spielsachen in Hülle und Fülle, und die Entscheidung für nur eines davon fällt entsprechend schwer. Womöglich laufen auch Radio oder Fernseher im Hintergrund und tragen zu einer unruhigen Atmosphäre bei.

Auch Schulkinder – und das bereits in den ersten Schuljahren – sind heute vielen Reizen in ihrer unmittelbaren Umgebung ausgesetzt, vor allem den vielfältigen neuen Medien. Sie lernen früh, dass vieles gleichzeitig zu passieren hat und nicht mehr nacheinander. Das fängt damit an, dass man Schularbeiten machen und gleichzeitig Musik aus dem Walkman hören kann. Oder dass man bereits als Viertklässler zwar über den Schularbeiten sitzt, aber daneben den eigenen Laptop stehen hat, um sich zwischendurch Ablenkung bei einem Computerspiel zu verschaffen. Später sind es die Chats mit Freunden, die unbedingt sein müssen.

Eine Rolle spielt auch, dass viele Kinder schon relativ früh zu coffeinhaltigen Getränken wie Coca-Cola greifen, die nervös machen und die Konzentration sicher nicht fördern. In größeren Mengen haben übrigens auch Kakao und Schokolade eine aufputschende Wirkung. Bislang wird außerdem vermutet, dass ein vermehrter Konsum ungesättigter Fettsäuren zu Konzentrationsstörungen führen kann.

Natürlich liegen die Ursachen nicht immer nur in den hier angeführten Zusammenhängen. Auch eine Portion Veranlagung gehört dazu. Manches Kind leidet auch unter einem Hyperaktivitätssyndrom (ADHS). Es ist sehr impulsiv, häufig auffällig aggressiv und zeigt einen starken Bewegungsdrang. Der Volksmund spricht dann von einem »Zappelphilipp«. Gleichzeitig hat das Kind wenig Zutrauen zu sich selbst und oft Schwierigkeiten beim Lernen. Die Ursachen dafür sind noch nicht endgültig geklärt. Man vermutet bislang, dass minimale Funktionsstörungen des Gehirns, aber auch Formen der Nahrungsmittelunverträglichkeit eine Rolle spielen. Haben Sie den Verdacht, dass Ihr Kind unter einem Hyperaktivitätssyndrom leidet, sollten Sie mit Ihrem Kinderarzt darüber sprechen. Wenn sich Ihre Vermutung bestätigt, kann Ihrem Kind unter Umständen durch psychotherapeutische Therapie (manchmal unter Einbeziehung der Eltern) sowie eventuell auch medikamentös geholfen werden. (Selbsthilfeorganisationen ab > Seite 179).

### »Mein Kind nässt ein.«

Bis zum fünften Lebensjahr ist es völlig normal, dass ein Kind noch nicht ganz trocken ist. Auch danach nässt manches Kind noch ab und an ein, wenn es eine sehr aufregende Situation durchlebt oder schlicht vergisst, auf die Toilette zu gehen. Eine Behandlung ist in diesen Fällen nicht nötig; nach einiger Zeit normalisiert sich alles.

Nässt Ihr Kind nach dem fünften Lebensjahr immer noch häufig oder wieder ein, sollten Sie mit ihm allerdings zum Arzt gehen. Er wird als Erstes untersuchen, ob möglicherweise eine Harnwegsinfektion vorliegt (> Seite 120/121). Diese Erkrankung könnte die Ursache sein, wenn ein Kind, das bereits trocken war, wieder einnässt.

## Wichtige Fragen kurz beantwortet

Bei älteren Kindern sind seelische Probleme häufig der Grund für das Einnässen: Konflikte zwischen den Eltern, die immer auch das Kind belasten, Geburt eines Geschwisters, Ängste im Kindergarten oder in der Schule können Auslöser sein. Manchmal benötigt ein Kind in einem solchen Fall psychotherapeutische Hilfe.

Es ist überaus wichtig, dass Sie mit Ihrem Kind wegen des Einnässens niemals schimpfen. Belohnen Sie es stattdessen lieber, wenn die Hose oder das Bett trocken geblieben sind. In manchen Fällen hilft auch ein spezielles Blasentraining. Fragen Sie dazu Ihren Kinderarzt um Rat. Ist Ihr Kind schon älter, so können Sie eine sogenannte Klingelhose ausprobieren. Sie weckt das Kind, wenn es nachts einnässt.

### »Mein Kind schläft schlecht.«

Neugeborene müssen den Schlaf-Wach-Rhythmus erst erlernen. Meist dauert es fünf oder sechs Monate, bis ein Baby zum ersten Mal nachts durchschläft und keine Milchmahlzeit mehr braucht. Das heißt jedoch nicht, dass das Durchschlafen nun ein für alle Mal gelernt ist und jedes nächtliche Aufwachen als Rückschritt gesehen werden muss. Meistens folgen im Lauf der Zeit eine Reihe ganz verschiedener Phasen: Einmal schläft das Kind ohne Probleme ein und wacht während der Nacht auch nicht wieder auf, ein andermal will es abends nicht ins Bett oder schläft nicht durch.

Wenn ein Kind krank ist, schläft es in der Regel schlechter. Aber auch der Schlaf eines gesunden Kindes kann mal besser und mal schlechter sein. Beispielsweise spielt es eine große Rolle, wie der Tag des Kindes verlaufen ist. War es viel draußen, hat es sich ausgetobt und ist rundherum zufrieden, wird es gut schlafen. Hat das Kind etwas Aufregendes oder Verstörendes erlebt, kann es sein, dass es nachts davon träumt und unruhig schläft. Auch Probleme in der Familie, im Kindergarten oder in der Schule können vorübergehend zu Schlafstörungen führen. Versuchen Sie auf jeden Fall, den Tag Ihres Kindes ruhig ausklingen zu lassen, indem Sie eine Art Einschlafritual einführen. Lassen Sie es zum Beispiel von einem schönen Erlebnis des Tages erzählen oder erzählen Sie eine Geschichte aus seinen früheren Zeiten, das finden die meisten Kinder sehr spannend. Oder lesen Sie ihm eine Weile aus einem ihm vertrauten, nicht zu spannenden Buch vor, sagen Sie gemeinsam allen Kuscheltieren gute Nacht. Auf keinen Fall sollte Ihr Kind abends aufregende Fernsehsendungen anschauen. Heizen Sie das Kinderzimmer nicht und lüften Sie gut durch, kurz bevor Ihr Kind ins Bett geht. Wenn es Angst vor der Dunkelheit hat, lassen Sie die Tür ein wenig offen oder bringen Sie ein Nachtlicht an, das man direkt in die Steckdose steckt. Ein Kind wird sich dann vertrauensvoll dem Schlaf hingeben, wenn sein Bedürfnis nach Nähe und Geborgenheit gestillt und seine Welt in Ordnung ist.

Babys finden sehr schnell heraus, dass sie wieder aus ihrem Bettchen herausgenommen werden und Aufmerksamkeit finden, wenn sie schreien. Ist Ihr Kind rundum satt und gesund, dürfen Sie es ruhig auch einmal eine Weile schreien lassen. In vielen Fällen beruhigt es sich nach wenigen Minuten von allein wieder.

Wenn Sie das Gefühl haben, mit den Schlafproblemen Ihres Kindes allein nicht zurechtzukommen, sollten Sie sich an Ihren Kinderarzt wenden.

# Vorsorgeuntersuchungen

Durch regelmäßige Untersuchungen im Säuglings-, Kindes- und Jugendalter können Krankheiten und Entwicklungsstörungen früh erkannt werden. Nutzen Sie diese Untersuchungen, auch wenn Ihr Kind einen gesunden Eindruck macht, denn nur der geschulte Blick des Arztes kann Erkrankungen oder Störungen bereits im frühen Stadium erkennen. Bei der ersten Untersuchung gleich nach der Geburt bekommen Sie ein Heft, in das die Ergebnisse der Vorsorgeuntersuchungen eingetragen werden. Zusätzlich sollten Sie mit Ihrem Kind vom dritten Lebensjahr an jedes halbe Jahr zum Kontrolltermin beim Zahnarzt gehen.

## U1 – Erstuntersuchung des Neugeborenen

Gleich nach der Geburt überprüft der Arzt Atmung, Herzschlag, Reflexe, Muskelspannung und Hautfarbe Ihres Babys. Dann wird es gewogen, seine Körperlänge und sein Kopfumfang werden gemessen. Außerdem untersucht der Arzt, ob es Missbildungen hat oder bei der Geburt verletzt wurde.

## U2 – Basisuntersuchung des Neugeborenen

Die zweite, besonders gründliche Untersuchung wird zwischen dem 3. und 10. Lebenstag durchgeführt, meist noch in der Geburtsklinik. Geprüft wird unter anderem, ob Herz und Lunge Ihres Kindes normal arbeiten, ob die Verdauung gut funktioniert und die Neugeborenen-Gelbsucht (> Seite 39) sich im normalen Rahmen bewegt. In vielen Kliniken wird bereits zu diesem Zeitpunkt die erste Ultraschalluntersuchung der Hüfte durchgeführt, damit eine Reifungsstörung der Gelenkpfanne, die Hüftdysplasie (> Seite 34), so früh wie möglich erkannt und behandelt werden kann. Der Arzt nimmt Ihrem Baby noch etwas Blut ab, um Tests auf verschiedene Stoffwechselstörungen durchzuführen. Abschließend berät er Sie zur Ernährung Ihres Kindes und informiert Sie über die Rachitisvorbeugung im ersten Lebensjahr.

## U3 – Untersuchung in der 4. bis 6. Woche

Diese Untersuchung findet bei Ihrem Kinderarzt statt. Wieder werden Gewicht, Körperlänge und Kopfumfang gemessen. Dann prüft der Arzt gründlich die allgemeinen Körperfunktionen, die Reflexe, das Hörvermögen sowie die Körperbeherrschung. Auch die Hüfte wird noch einmal kontrolliert. Darüber hinaus wird der Arzt Sie fragen, ob es Probleme bei der Ernährung, bei der Verdauung oder beim Schlafen gibt.

## U4 – Untersuchung im 3. bis 4. Monat

Neben der allgemeinen körperlichen Untersuchung wird vor allem die Körperbeherrschung geprüft. So probiert der Arzt aus, ob Ihr Baby seinen Kopf halten kann, wenn es an beiden Händen hochgezogen wird und ob es Gegenständen oder Personen nachschaut. Außerdem sollte es bereits nach etwas greifen können. Der Arzt wird mit Ihnen über die Impfungen (> Seite 170 bis 172) sprechen, die er von nun an bei den Vorsorgeterminen durchführen wird.

## U5 – Untersuchung im 6. bis 7. Monat

Dieser Vorsorgetermin fällt in eine Zeit, in der die individuelle Entwicklungsgeschwindigkeit des Kindes bereits spürbar ist. Neben der allgemeinen Untersuchung der grundlegenden Körperfunktionen, des Seh- und Hörvermögens ist auch diesmal die Körperbeherrschung das Hauptthema. Der Arzt prüft, ob sich Ihr Baby in der Bauchlage auf einem Arm abstützen oder sich hochziehen kann, wenn man ihm zwei Finger hinhält. Außerdem wird er fragen, ob Ihr Kind bereits ein bisschen »plappert«, also einfache Silbenketten bildet.

## U6 – Einjahresuntersuchung

Der Kinderarzt untersucht Ihr Kind erneut von Kopf bis Fuß und prüft, wie sich seine Körperbeherrschung entwickelt hat. In der Regel kann es jetzt schon frei sitzen. Manche Kinder krabbeln noch, andere ziehen sich bereits an Möbeln hoch oder laufen sogar schon frei. Solche Entwicklungsunterschiede sind völlig normal. Häufig sprechen Kinder in diesem Alter die ersten Worte.

## U7 – Zweijahresuntersuchung

Neben die körperliche Untersuchung tritt nun die Überprüfung der geistigen Entwicklung. Versteht Ihr Kind bereits einfache Aufforderungen? Zeigt es auf ein genanntes Körperteil? Kann es schon Zwei-Wort-Sätze sprechen?

## U 7a – Dreijahresuntersuchung

Bei dieser relativ neuen Untersuchung wird der Impfstatus überprüft, und verpasste Schutzimpfungen werden nachgeholt. Außerdem wird Ihr Kind einen Sehtest machen, und seine sprachliche Entwicklung wird kontrolliert.

## U8 – Vierjahresuntersuchung

Alle Körperfunktionen Ihres Kindes, Seh- und Hörvermögen sowie die Sprachentwicklung werden überprüft. Zudem stellt der Arzt Fragen zur geistigen Entwicklung und zum sozialen Verhalten Ihres Kindes. Wenn es von jetzt an den Kindergarten besucht, sollte es sich eine Zeit lang von Ihnen trennen können und seinen Platz in einer Gruppe finden.

## U9 – Vorschuluntersuchung

Diese Untersuchung findet mit fünf bis fünfeinhalb Jahren statt. Nochmals werden die einzelnen Organsysteme überprüft sowie Hör- und Sehvermögen getestet. Körperhaltung, Fußstellung und Zähne werden kontrolliert. Mit verschiedenen Tests prüft der Arzt außerdem die Geschicklichkeit, das Sprachvermögen sowie die geistige und die seelische Reife Ihres Kindes.

## J1 – Untersuchung und Beratung im Jugendalter

Im 12. Lebensjahr ist noch einmal eine gründliche körperliche Untersuchung vorgesehen. Außerdem spricht der Arzt bei diesem Termin mit Ihrer Tochter oder Ihrem Sohn über wichtige Themen wie Sexualität, Sport und Ernährung sowie über den Umgang mit Nikotin, Alkohol und Drogen.

## Neue Vorsorgeuntersuchungen

Der Vollständigkeit halber werden noch drei neue Vorsorgeuntersuchungen erwähnt, die derzeit nur von privaten Krankenkassen übernommen werden:
- U10 (zwischen 7 und 8 Jahren)
- U11 (zwischen 9 und 10 Jahren)
- J2 (zwischen 16 und 17 Jahren)

# Impfungen

Das Immunsystem entwickelt Abwehrstoffe gegen Krankheitserreger, die in den Körper eindringen. Doch das dauert eine gewisse Zeit, in der die Erkrankung eventuell schon beginnt. Um sich von vornherein zu schützen, wird gegen eine Reihe von Erregern geimpft. Bei einer sogenannten aktiven Impfung wird der Körper mit abgeschwächten oder abgetöteten Krankheitserregern oder abgeschwächten Giftstoffen von Bakterien konfrontiert. Dadurch wird zwar keine Erkrankung ausgelöst, aber das Immunsystem bildet die gewünschten Abwehrstoffe. Falls die echten Erreger auftreten, ist es »gewappnet«. Die Schutzwirkung beginnt zwar erst nach einiger Zeit, bleibt dann aber je nach Impfung mindestens einige Monate, oft aber auch Jahre oder sogar lebenslang erhalten. Benötigt man hingegen sofortigen Schutz gegen einen Krankheitserreger, wird eine sogenannte passive Impfung vorgenommen. In diesem Fall werden die fertigen Abwehrstoffe verabreicht.

## Standardimpfungen

### Ab Beginn des 3. Lebensmonats
- Erste Impfung Diphtherie/Keuchhusten/Tetanus/Haemophilus influenzae Typ b/Kinderlähmung und Hepatitis B
- Erste Impfung gegen Pneumokokken

### Ab Beginn des 4. Lebensmonats
- Zweite Impfung Diphtherie/Keuchhusten/Tetanus/Haemophilus influenzae Typ b/Kinderlähmung und Hepatitis B
- Zweite Impfung gegen Pneumokokken

### Ab Beginn des 5. Lebensmonats
- Dritte Impfung Diphtherie/Keuchhusten/Tetanus/Haemophilus influenzae Typ b/Kinderlähmung und Hepatitis B
- Dritte Impfung gegen Pneumokokken

### Ab Beginn des 12. Lebensmonats
- Erste Impfung Masern, Mumps, Röteln, Windpocken (Kombinationsimpfstoff); die Impfung muss bis zum Ende des 2. Lebensjahres wiederholt werden
- Vierte Impfung Diphtherie/Keuchhusten/Tetanus/Haemophilus influenzae Typ b/Kinderlähmung und Hepatitis B
- Vierte Impfung gegen Pneumokokken

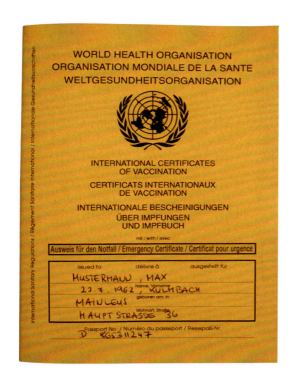

**Ab Vollendung des 12. Lebensmonats**
- Impfung gegen Meningokokken

**Ab Beginn des 6. Lebensjahres**
- Auffrischung Diphtherie/Tetanus
- Auffrischung Keuchhusten

**Ab Beginn des 10. Lebensjahres**
- Auffrischung Diphtherie/Tetanus
- Auffrischung Keuchhusten
- Auffrischung Kinderlähmung

**Mädchen zwischen dem 12. und 17. Lebensjahr**
- HPV Impfung (gegen Gebärmutterhals-Krebs)

## Impfen im Kindesalter – nötig oder überflüssig?

Weder in Deutschland noch in Österreich oder der Schweiz besteht eine Impfpflicht. Es gibt jedoch für alle drei Länder Standardimpfpläne der Gesundheitsbehörden, in denen eine Reihe von Schutzimpfungen empfohlen werden. Krankheiten wie Kinderlähmung treten dank konsequenter Impfungen in den letzten Jahrzehnten in Europa kaum noch auf. Das sollte nicht dazu verleiten, auf den Impfschutz zu verzichten. Im Gegenteil: Je geringer die Impfbeteiligung, desto größer die Gefahr, dass eine Krankheit erneut ausbricht.

Lassen Sie sich ausführlich zu Impfungen beraten und nutzen Sie die Möglichkeit, Ihr Kind impfen zu lassen. Masern (> Seite 52/53) und Mumps (> Seite 64/65) beispielsweise sind keineswegs harmlose Kinderkrankheiten. Immer wieder kommt es zu folgenreichen Komplikationen. Und schwere Erkrankungen wie Diphtherie (> Seite 68) oder die häufig durch das Bakterium Haemophilus influenzae ausgelöste Gehirnhautentzündung (> Seite 85) können für ein Kind schnell lebensgefährlich werden. Nutzen Sie deshalb die Chance und lassen Sie Ihr Kind impfen.

Unerwünschte Nebenwirkungen wie Rötungen und Schwellungen an der Impfstelle, Fieber oder ein Hautausschlag (> Seite 42) können die Folge sein. Sie sind jedoch harmlos und verschwinden schon nach kurzer Zeit wieder von selbst.

## Die wichtigsten Impfungen

### Diphtherie

Die Erkrankung (> Seite 68) wird durch ein Bakterium ausgelöst, das die oberen Atemwege befällt. Wenn der Kehlkopf betroffen ist, kann Diphtherie schlimmstenfalls zum Ersticken führen. Der Giftstoff des Bakteriums kann aber auch andere Organsysteme lebensgefährlich schädigen. In den letzten Jahren sind in osteuropäischen Ländern wieder mehr Diphtherie-Fälle aufgetreten. Nach einer Grundimmunisierung mit vier Impfungen in den ersten beiden Lebensjahren des Kindes ist zu Beginn des sechsten und des elften Lebensjahres jeweils eine Auffrischung vorgesehen; danach ist alle zehn Jahre eine Auffrischimpfung nötig.

### Haemophilus influenzae Typ b (HIB)

Dieses Bakterium kann bei Babys und Kleinkindern schwere Erkrankungen hervorrufen. Sehr gefährlich sind die Gehirnhautentzündung (> Seite 85) und die Entzündung des Kehlkopfdeckels. Für einen ausreichenden Schutz sind drei bis vier Impfungen (kombiniert mit den Babyimpfungen) innerhalb der ersten beiden Lebensjahre erforderlich.

### Hepatitis B
Das Hepatitis-B-Virus verursacht eine Leberentzündung. Im Kindesalter verläuft die Erkrankung häufig chronisch und kann zur Zerstörung der Leber (sie kann schrumpfen oder sich verhärten) oder zu Leberkrebs führen. Es wird bei der Kombinationsimpfung im Babyalter viermal (sonst dreimal) – in der Regel in den ersten beiden Lebensjahren – geimpft. Schutz besteht dann wahrscheinlich lebenslang.

### Keuchhusten (Pertussis)
Keuchhusten (> Seite 101/102) wird durch ein Bakterium verursacht und kann bei Säuglingen einen lebensgefährlichen Atemstillstand hervorrufen. Geimpft wird viermal innerhalb des 2., einmal nach dem vollendeten 5. und noch einmal ab dem vollendeten 9. Lebensjahr.

### Kinderlähmung (Poliomyelitis)
Kinderlähmung wird durch ein Virus verursacht. Die Erkrankung kann zu Lähmungen führen, durch Atemlähmung schlimmstenfalls zum Tod. Die Krankheit tritt in Mitteleuropa nur selten auf, ein größeres Infektionsrisiko besteht allerdings bei Reisen in afrikanische oder asiatische Länder. Solange die frühere Schluckimpfung eingesetzt wurde, gab es ein gewisses Risiko, dass bei geimpften Menschen oder ungeimpften Kontaktpersonen Krankheitszeichen auftraten. Diese Gefahr besteht nicht mehr, da der heute verwendete Impfstoff nur abgetötete Erreger enthält. Die Grundimmunisierung erfolgt mit zwei bis drei Impfungen (je nach Art des Impfstoffes) innerhalb der ersten beiden Lebensjahre und muss einmalig nach zehn Jahren aufgefrischt werden.

### Masern-Mumps-Röteln-Windpocken
Auch die Kombinationsimpfung gegen die vermeintlich harmlosen Kinderkrankheiten Masern (> Seite 52/53), Mumps (> Seite 64/65), Röteln (> Seite 58/59) und Windpocken (> Seite 54/55) ist unbedingt empfehlenswert. Bei Masern und Mumps können schwere Komplikationen auftreten. Röteln sind für schwangere Frauen eine große Gefahr, da das Virus zu Missbildungen des ungeborenen Kindes führen kann (> Seite 59). Die Impfung erfolgt mit einem Jahr und soll bis zum Ende des 2. Lebensjahres wiederholt werden. Zehn bis vierzehn Tage nach der Impfung kann es zu flüchtigem Ausschlag und leichtem Fieber kommen (> Seite 42).

### Papillomaviren (HPV)
Mit dieser Impfung sollen Frauen vor einer Infektion mit HP-Viren geschützt werden. Diese Viren können beim Geschlechtsverkehr übertragen werden und Gebärmutterhalskrebs auslösen. Geimpft werden junge Mädchen in der Regel zwischen dem 12. und dem 17. Lebensjahr. Insgesamt sind drei Impfungen erforderlich, wobei die zweite Impfung acht Wochen und die dritte sechs Monate nach der ersten Impfung erfolgt.

### Wundstarrkrampf (Tetanus)
Wundstarrkrampf führt zu lebensbedrohlichen Muskelkrämpfen. Verursacht wird Tetanus durch den Giftstoff eines Bakteriums, das meist durch verschmutzte Hautverletzungen in den Körper eindringt. Nach einer Grundimmunisierung mit vier Impfungen innerhalb der ersten beiden Lebensjahre wird nochmals zu Beginn des 6. und des 11. Lebensjahres aufgefrischt, danach sollte alle zehn Jahre eine Auffrisch-Impfung erfolgen.

# Die Hausapotheke

Eine Grundausstattung an Arzneimitteln und Verbandsmaterial sollten Sie immer griffbereit im Haus haben. Wichtig ist, dass Sie diese kleine Hausapotheke für Ihr Kind unerreichbar einrichten, am besten in einem abschließbaren, hoch hängenden Schrank.

**TIPP** Die meisten Medikamente dürfen nicht feucht werden. Bewahren Sie sie deshalb nicht im Badezimmer und nicht in der Küche auf.

Lassen Sie alle Teile der Hausapotheke in ihrer ursprünglichen Verpackung und heben Sie die Beipackzettel aller Arzneimittel auf, damit es keine Verwechslungen gibt. Denken Sie daran, Medikamente und Verbandsmaterial mit überschrittenem Verfallsdatum auszusortieren und zu ersetzen. Ihr Hausarzt oder Ihr Apotheker beraten Sie gern, welche Arzneimittelprodukte speziell für Kinder geeignet sind.

## Verbandsmaterial
- Mullbinden (in verschiedenen Größen)
- elastische Binden mit Verbandsklammern
- Verbandspäckchen (klein, mittel, groß)
- eine Rolle Heftpflaster
- Pflastersprühverband
- eine Brandwundauflage
- ein Dreieckstuch
- ein Wundschnellverband

## Arzneimittel
- für Kinder geeignete Fieberzäpfchen
- Nasentropfen
- Emser Salz
- isotonische Kochsalzlösung
- Halstabletten (zum Beispiel mit Salbei)
- Pfefferminzöl
- für Kinder geeignetes Schmerzmittel
- Gel für Insektenstiche und Sonnenbrand
- Wund- und Heilsalbe
- Sportsalbe für Prellungen und Verstauchungen
- Arnikaessenz
- Elektrolytlösung
- Kamillenlösung
- gegebenenfalls: Asthmamittel (> Seite 104 bis 106) oder Medikamente, die beim anaphylaktischen Schock (> Seite 114) verabreicht werden können

## Heiltees
Neben den üblichen Kräuter- und Früchtetees sollten Sie folgende Heiltees vorrätig haben: Bärentraubenblätter, Fenchelsamen, Kamillenblüten, Lindenblüten, Salbeiblätter, Spitzwegerichkraut und Thymianblätter.

## Sonstige Hilfsmittel
- Einmalhandschuhe
- Desinfektionsmittel für Wunden
- Fieberthermometer
- Pinzette
- leere Pipettenfläschchen für Nasentropfen
- Eisbeutel oder Beutel mit speziellem (weichem) Kühlgel im Gefrierfach
- Wärmflasche
- Infrarotlampe
- Sonnenschutzcreme
- Schutzspray oder -lotion gegen Insekten und Zecken

# Gesundheitsvorsorge für die Reise

Auf Reisen zu gehen ist für Kinder ein besonderes Erlebnis. Damit Sie auch unterwegs für kleinere »Notfälle« gerüstet sind und alle Reiseabenteuer gut überstehen, können Sie hier ein paar einfache Verhaltensregeln und Tipps zur gezielten Vorbereitung nachlesen.

## Krankenversicherung im Ausland

Informieren Sie sich, welche Leistungen Sie von Ihrer Krankenkasse erwarten können und nach welchem Verfahren die Abrechnung erfolgt. Meist ist es sinnvoll, eine spezielle Zusatzversicherung für den Urlaub im Ausland abzuschließen. Die Behandlungskosten müssen Sie in der Regel vor Ort auslegen und erhalten sie dann gegen Vorlage von Rechnungsbelegen nach der Rückkehr erstattet.

## Die Reiseapotheke

Leidet Ihr Kind an einer Erkrankung, die momentan oder dauerhaft behandelt werden muss, fragen Sie Ihren Arzt, ob, in welcher Dosierung und wann (Zeitverschiebung!) Medikamente eingenommen werden müssen. Wenn Ihr Kind regelmäßig ein spezielles Mittel einnehmen muss, sorgen Sie für einen ausreichenden Vorrat.

Wichtig: Eine Reihe von Medikamenten dürfen nicht feucht und nicht zu heiß werden.

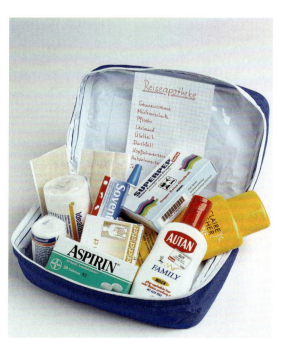

*Die richtige Reiseapotheke hilft im Urlaub bei kleinen Notfällen.*

### Grundausstattung für die Reise
- Schere, Pinzette und Desinfektionsmittel für Wunden, Mullbinde, elastische Binde, kleines Verbandspäckchen, Heftpflaster
- Fieberthermometer, Fiebersaft (Zäpfchen können schmelzen!)
- Elektrolytlösung
- Abwehrmittel gegen Insekten und Zecken
- Sonnenschutzcreme, Gel für Insektenstiche und Sonnenbrand, eventuell Moskitonetz
- Medikamente für den Notfall (Asthmamittel > Seite 104 bis 106, Medikamente für einen anaphylaktischen Schock > Seite 114)
- spezielle Medikamente für den Urlaub (zum Beispiel Malariamittel)

## Die Reisekrankheit

Wenn das Gleichgewichtsorgan im Innenohr beim Autofahren, auf dem Schiff oder beim Fliegen durch Schaukel- und Drehbewegun-

## Gesundheitsvorsorge für die Reise

gen gereizt wird, kann das zu Schwindelgefühl, starker Übelkeit und Magendruck führen. Vor allem jüngere Kinder werden schnell »reisekrank«.
Machen Sie häufig Pausen, wenn Sie mit dem Auto fahren, damit helfen Sie Ihrem Kind bereits. Außerdem sollte es möglichst nicht lesen und beim Spielen nicht immer nach unten schauen. Ein ruhiger Blick in die Ferne ist meist am besten. Vor der Abfahrt sollte es nicht zu viel essen, aber auch keinen völlig leeren Magen haben. Es gibt spezielle Medikamente gegen die Reisekrankheit; fragen Sie Ihren Arzt nach seiner Empfehlung.

### Urlaub in fernen Ländern

Wenn Sie in ein außereuropäisches Land reisen, sollten Sie sich mindestens zwei bis drei Monate vorher beim Arzt erkundigen, ob dafür vorbeugende Maßnahmen wie beispielsweise eine Hepatitis-A-Impfung oder eine Malariaprophylaxe notwendig sind. Denken Sie daran, dass nicht immer sofort nach einer Prophylaxe Schutz besteht. Unterwegs sollte Ihre ganze Familie vor allem in tropischen Ländern einige Verhaltensregeln beachten, um Durchfallerkrankungen zu vermeiden:

- Essen Sie kein ungeschältes Obst oder Gemüse, kein rohes oder halb gares Fleisch und keine ungekochten Meeresfrüchte.
- Vermeiden Sie Speisen mit rohen Eiern und frischer Milch.
- Trinken Sie nur abgekochtes Wasser, noch besser: Mineralwasser aus versiegelten Flaschen. Vorsicht auch bei verdünnten Fruchtsäften, sie können mit Leitungswasser gemischt sein.
- Achten Sie darauf, dass Ihr Kind kein offenes Speiseeis verzehrt.

### Fliegen

Grundsätzlich sollten Kinder erst vom dritten Lebensmonat an fliegen. Geben Sie Ihrem Baby oder Kleinkind beim Starten und Landen des Flugzeuges etwas zu trinken, damit es schluckt und damit ein Druckausgleich im Mittelohr stattfinden kann. Auch der Schnuller hilft. Ältere Kinder können ein Bonbon lutschen oder – sehr beliebt – Kaugummi kauen.

### Schutz vor der Sonne

Natürlich möchten Sie mit Ihrem Kind viel an der Sonne sein. Damit kein Sonnenbrand (> Seite 141) oder Sonnenstich (> Seite 152) die Freude trüben, sollten Sie auf folgendes achten: Setzen Sie Ihr Baby nicht der prallen Sonne aus. Ihr Kleinkind sollte auf jeden Fall einen Sonnenhut und ein T-Shirt tragen. Auch ein älteres Kind sollte sich nicht für längere Zeit in der Mittagssonne aufhalten und möglichst einen Schutz für Kopf und Nacken tragen. Verwenden Sie wasserfeste Schutzmittel mit ausreichend hohen Lichtschutzfaktoren, die sowohl UV-A- als auch UV-B-Strahlen abfangen.

### Ruhepausen

Denken Sie auf Reisen an regelmäßige Pausen. Ständige Ortswechsel und lange Besichtigungstouren – beispielsweise in Städten – können besonders für jüngere Kinder ausgesprochen strapaziös sein und die Freude an den Ferien verderben.

> **TIPP** Geben Sie Ihrem Kind zwischendurch immer wieder die Möglichkeit, zu spielen, sich auszutoben und auch wieder auszuruhen.

# Glossar

**Akut**
plötzlich auftretend, kurz dauernd

**Allergie**
Überschießende Reaktion des Immunsystems auf einen an sich harmlosen Stoff. Ursache kann eine erworbene Überempfindlichkeit (Sensibilisierung) sein, aber auch eine ererbte Neigung zur Allergie kann eine Rolle spielen.

**Anamnese**
Vorgeschichte einer Erkrankung. Der Patient macht Angaben zu Art, Beginn und Verlauf der Beschwerden.

**Antibiotika (Einzahl Antibiotikum)**
Stoffwechselprodukte von Bakterien, Pilzen, Flechten, Algen oder künstlich nachgebildete Substanzen, die vor allem eingesetzt werden, um die Vermehrung von krankheitserregenden Bakterien zu hemmen (bakteriostatische Wirkung) oder sie abzutöten (bakterizide Wirkung).

**Antimykotika (Einzahl Antimykotikum)**
Medikamente, die bei Pilzerkrankungen eingesetzt werden

**Apathie**
Teilnahmslosigkeit

**Atopie**
Ererbte Überempfindlichkeit der Schleimhäute und der Haut

**Bakterien**
Gruppe von Kleinlebewesen (Mikroorganismen), von denen ein Teil beim Menschen Krankheiten auslösen kann

**Biopsie**
Entnahme von (lebendem) Gewebe zu Untersuchungszwecken

**Blutuntersuchung**
In der Regel wird Blut aus einer Armvene, der Fingerkuppe oder dem Ohrläppchen entnommen. Beim Säugling eignen sich häufig die Venen am Kopf am besten. Das sieht gefährlich aus, ist aber für das Baby nicht weiter schlimm. Durch eine Blutanalyse im Labor können eine Reihe von Störungen und Krankheiten festgestellt werden, etwa Infektionen, Blutarmut (Anämie) und Hormonstörungen.

**Chronisch**
Sich langsam entwickelnd, langsam verlaufend, lang anhaltend

**Computertomographie (CT)**
Röntgenverfahren, bei dem der Körper in Schichtaufnahmen dargestellt wird

**Diarrhöe**
Durchfall

**Echokardiographie**
Spezielle Art der Ultraschalluntersuchung, mit der Erkrankungen des Herzens festgestellt werden können

**Ekzem**
Entzündungsreaktion der Haut

# Glossar

**Elektroenzephalographie (EEG)**
Messung der Hirnstromwellen mit Elektroden, die am Kopf befestigt werden. Die empfangenen elektrischen Signale werden als Kurven aufgezeichnet. Diese sind bei einer Reihe von Gehirnerkrankungen in charakteristischer Weise verändert.

**Elektrokardiographie (EKG)**
Mit Hilfe von Elektroden, die an der Brust, an den Armen und an den Beinen angeschlossen sind, werden die Herzströme in Form eines Kurvenbildes aufgezeichnet. Daraus können Rückschlüsse auf die Funktionsfähigkeit des Herzens gezogen werden.

**Emesis**
Erbrechen

**Entzündung**
Abwehrreaktion des Gefäßbindegewebes auf einen schädlichen Einfluss, etwa Krankheitserreger, Giftstoffe oder Fremdkörper. Typische Zeichen einer Entzündung sind Rötung, Schwellung, Erwärmung und Schmerz.

**Enzyme**
Spezielle Eiweißmoleküle, die den Verlauf und die Geschwindigkeit von Stoffwechselvorgängen steuern

**Exanthem**
Hautausschlag

**Gluten**
Spezieller Eiweißstoff (Klebereiweiß, zum Backen von Brot), der in Weizen, Roggen, Gerste und Hafer enthalten ist. Bei der Zöliakie (> Seite 116) besteht eine angeborene Unverträglichkeit von Gluten.

**Hypoallergene Säuglingsmilch**
Spezielle Milchnahrung für Säuglinge, bei der die Allergie auslösenden Eiweißbestandteile verringert wurden. Wenn ein Elternteil Allergiker ist, sollte vorsorglich eine hypoallergene Säuglingsmilch gefüttert werden, falls nicht gestillt werden kann.

**Immunität**
Widerstandsfähigkeit des Körpers gegen eine Krankheit, wenn diese durchgemacht wurde und der Körper Abwehrstoffe gebildet hat oder eine Impfung (> Seite 170 bis 172) vorgenommen wurde

**Infektion**
Ansteckung; Eindringen von krankheitsauslösenden Kleinlebewesen (Mikroorganismen) wie Bakterien, Viren oder Pilzen in den Körper

**Inkubationszeit**
Zeit von der Ansteckung (> Infektion) bis zu den ersten Krankheitszeichen

**Katarrh**
Entzündung der Schleimhäute mit vermehrter Absonderung von Schleim

**Kernspintomographie (NMR, MRT)**
Bildgebendes Verfahren unter Einsatz eines elektromagnetischen Feldes, bei dem der Körper in Schichtaufnahmen dargestellt wird, ohne Röntgenstrahlen einzusetzen

**Kolik**
Krampfartiger Schmerz

**Krankengymnastik**
Aktive und sehr wichtige Behandlungsform,

die mit speziellen Übungen die Funktionsfähigkeit von Muskeln, Bändern und Gelenken wiederherstellen soll. Krankengymnastik wird von ausgebildeten Therapeuten, den Krankengymnasten, durchgeführt.

### Logopädie
Behandlung von Stimm- und Sprachstörungen. Therapiert wird von speziell ausgebildeten Fachkräften, den Logopäden

### Obstipation
Verstopfung

### Röntgendiagnostik
Mit Hilfe von Röntgenstrahlen kann der Körper durchleuchtet und je nach Dichte des Gewebes in verschiedenen Grauschattierungen dargestellt werden. Knochen sind besonders gut (weiß) zu sehen, eine Reihe von Organen können hingegen nur nach Gabe eines strahlenundurchlässigen Kontrastmittels sichtbar gemacht werden.

### Rückenmarkspunktion
Mit einer speziellen Kanüle wird zwischen zwei Wirbelkörpern der Lendenwirbelsäule Rückenmarksflüssigkeit entnommen. Durch Untersuchung dieser Flüssigkeit kann zum Beispiel eine Gehirnhautentzündung (> Seite 85) diagnostiziert werden.

### Sonographie
> Ultraschall

### Stuhluntersuchung
Durch Analyse des Stuhls können Bakterien, Viren, Pilze oder Würmer sowie auch spezielle Stoffwechselerkrankungen nachgewiesen werden.

### Szintigraphie
Bei diesem Untersuchungsverfahren wird eine kurzzeitig radioaktive Substanz gespritzt, die durch ein spezielles Gerät im Körper sichtbar gemacht werden kann. Mit der Szintigraphie kann neben Form und Größe auch die Funktionstüchtigkeit eines Organs, beispielsweise der Schilddrüse, überprüft werden.

### Ultraschalluntersuchung (Sonographie)
Bei diesem Verfahren werden Schallwellen von einem speziellen Gerät ausgesandt, dessen Schallkopf mittels Kontaktgel auf jenen Körperbereich gehalten wird, der untersucht werden soll. Je nach Gewebeart werden die Wellen unterschiedlich stark reflektiert. Auf einem Bildschirm erscheinen die verschiedenen Gewebebereiche in unterschiedlichen Grautönen. Ultraschall kann nur zur Untersuchung weicher Gewebe und Flüssigkeiten eingesetzt werden und dient in vielen Bereichen zur Erstdiagnose.

### Urinuntersuchung
Im Urin können unter anderem Nieren- und Harnwegsinfekte (> Seite 120/121) und verschiedene Stoffwechselerkrankungen nachgewiesen werden.

### Viren
Besonders kleine Krankheitserreger, die sich außerhalb von Zellen durch Übertragung verbreiten, aber nur in Zellen anderer Organismen (in sogenannten Wirtszellen) vermehrungsfähig sind

### Virostatikum
Medikament, das die Vermehrung eines Virus hemmt

# Adressen, die weiterhelfen

## Deutschland

### Notrufe
**Rettungsdienst:** 112
**Feuerwehr:** 112
**Polizei:** 110

### Persönliche Telefonnummern

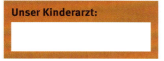

### Giftinformationszentren
**Berlin:** 030/19240
**Bonn:** 0228/19240
**Erfurt:** 0361/730730
**Freiburg:** 0761/19240
**Göttingen** (für Niedersachsen, Schleswig-Holstein, Bremen und Hamburg): 0551/383180
**Homburg/Saar:** 06841/19240
**Mainz:** 06131/19240
**München:** 089/19240
**Nürnberg:** 0911/3982451

*Sie werden rund um die Uhr beraten, was im Ernstfall zu tun ist.*

### Verbände, Selbsthilfeorganisationen, Informationsdienste

**ADHS Deutschland e.V.**
Bundesgeschäftsstelle
Postfach 410724
12117 Berlin

Telefonberatungsnetz
030/85605902

E-Mail: info@adhs-deutschland.de
www.adhs-deutschland.de

*Das ADHS-Telefonberatungsnetz ist bundesweit tätig. Anrufen können Betroffene, Angehörige, Therapeuten, Lehrer und alle, die das Thema beschäftigt. Dieses Angebot dient der Aufklärung und Information, aber auch der gezielten Intervention in Krisen. Hilfen wie beispielsweise der Besuch einer Selbsthilfegruppe und/oder eine eventuell nötige medizinische beziehungsweise psychologische Betreuung werden herausgearbeitet.*

**Aktion Mensch**
Heinemannstraße 36
53175 Bonn

Telefon 0228/2092200

E-Mail: foerderung@aktion-mensch.de
www.aktion-mensch.de

*Die Organisation vermittelt in den einzelnen Bundesländern Kontakte zu allen Organisationen, die sich mit Behinderungen befassen.*

**Bundesverband Legasthenie und Dyskalkulie e.V.**
Postfach 1107
30011 Hannover

E-Mail: kids@bvl-legasthenie.de
www.bvl-legasthenie.de

*Der Verband gibt Informationen und bietet Veranstaltungen und Jugendprojekte zum Mitmachen an. Links zu Landsverbänden mit Ansprechpartnern.*

**Bundesverband Skoliose-Selbsthilfe e.V.**
Sonnenhalde 5a
74838 Limbach

www.bundesverband-skoliose.de

*Informationen und Ansprechpartner (mit E-Mail-Adressen) speziell für Jugendliche.*

**Bundesvereinigung Stotterer-Selbsthilfe e.V.**
Informations- und Beratungsstelle
Zülpicher Straße 58
50674 Köln

E-Mail: info@bvss.de
www.bvss.de

*Der Verband informiert über Therapieformen und bietet entsprechende Adressen an; Links zu Landesverbänden.*

**Deutscher Allergie- und Asthmabund e.V. (DAAB)**
Fliethstraße 114
41061 Mönchengladbach

Telefon 02161/814940

E-Mail: info@daab.de
www.daab.de

*Die Organisation unterstützt Familien bei der Bewältigung medizinischer, sozialer, psychischer und rechtlicher Probleme, die sich aus der Erkrankung eines Kindes an Asthma, allergischem Schnupfen oder allergischem Kontaktekzem ergeben.*

## SERVICE-TEIL

**Deutscher Bundesverband für Logopädie e.V. (dbl)**

Augustinusstraße 11a
50226 Frechen

Telefon 02234 /37953-0

E-Mail: info@dbl-ev.de
www.dbl.-ev.de

*Die Einrichtung stellt bundesweit Kontakte zu Logopäden her.*

**Deutscher Diabetiker-Bund**

Goethestraße 27
34119 Kassel

Telefon 0561/7034770

E-Mail: info@diabetikerbund.de
www.diabetikerbund.de

*Der Verband berät Sie zu allen Fragen bei Diabetes-Erkrankung.*

**Deutscher Neurodermitikerbund e.V.**

Baumkamp 18
22299 Hamburg

Telefon 040/230810

E-Mail: info@neurodermitis-bund.de
www.dnb-ev.de

*Der Verband erteilt Informationen zu allen Problemen, die bei Neurodermitis eine Rolle spielen und kann lokale Kontaktadressen vermitteln.*

**Deutsche Rheumaliga**

Bundesverband
Maximilianstraße 14
53111 Bonn

E-Mail: bv@rheuma-liga.de
www.rheuma-liga.de

**Deutsche Zöliakie-Gesellschaft e.V.**

Kupferstraße 36
70565 Stuttgart

Telefon 0711/4599810

E-Mail: info@dzg-online.de
www.dzg.online.de

*Der Verband informiert über Ernährungsstrategien bei Zöliakie.*

**EFCNI**

european foundation for the care of newborn infants

Würmanger 5
85757 Karlsfeld

Telefon 08131/908559

E-Mail: info@efcni.org
www.efcni.org

*Die Organisation mit wissenschaftlichen Experten hat das Ziel, die Langzeitpflege von neugeborenen Kindern mit Krankheiten zu verbessern und deren Familienangehörige zu unterstützen.*

**Forschungsinstitut für Kinderernährung (FKE)**

Heinstück 11
44225 Dortmund

Telefon 023 /7922100
Servicetelefon: 0180/4798183

E-Mail: fke@fke-do.de
www.fke-do.de

*Das Institut berät Eltern in telefonischen Sprechstunden zu allen Fragen der richtigen Ernährung von Kindern (20 Cent/Min. vom Festnetz).*

**Kindernetzwerk für kranke und behinderte Jugendliche e.V.**

Hanauer Straße 8
63739 Aschaffenburg

Telefon 06021/12030

E-Mail: info@kindernetzwerk.de
www.kindernetzwerk.de

*Das Netzwerk hat eine bundesweite Datenbank aufgebaut. Dort kann man gezielt Adressen und Informationen zu etwa 1900 Erkrankungen und Behinderungen abrufen.*

**Mukoviszidose e.V. –**
Bundesverband Selbsthilfe bei Cystischer Fibrose (CF)

In den Daunen 6
53117 Bonn

Telefon 0228/987800

E-Mail: info@muko.info
www.muko.info

*Der Verband verschickt Informationsmaterial, vermittelt Kontaktadressen und hilft bei allen Fragen zum Thema Mukoviszidose.*

**NAKOS**

Nationale Kontakt- und Informationsstelle zur Anregung und Unterstützung von Selbsthilfegruppen

Wilmersdorfer Straße 39
10627 Berlin

Telefon 030/31018960

E-Mail: selbsthilfe@nakos.de
www.nakos.de

*Hier erhalten Sie Auskünfte über alle deutschen Selbsthilfegruppen.*

**Pollenflugvorhersage**

Es gibt mehrere Anbieter zu diesem Thema, hier eine Auswahl:

www.dwd.de/pollenflug

www.wetteronline.de; Link Pollenflug

www.wetter.net; Link Pollenprognose

**Zeckenvorhersage**

www.zeckenwetter.de

*Aktivitäten von Zecken drei bis fünf Tage im Voraus mit einer speziell entwickelten Karte für einen Großteil von Deutschland.*

## Adressen, die weiterhelfen

# Österreich

### Notrufe
**Rettungsdienst: 144**
**Feuerwehr: 122**
**Polizei: 133**
**Giftnotruf Wien: 01/4064343**

*Sie werden rund um die Uhr beraten, was im Ernstfall zu tun ist.*

### Verbände, Selbsthilfeorganisationen, Informationsdienste

**Allergie-Ambulatorium Rennweg**

Rennweg 28
1030 Wien

Telefon 01/7981055

E-Mail: mail@allergieambulatorium.at
www.allergieambulatiorium.at

**Cystische Fibrose Hilfe Österreich**

Hanuschgasse 1
2540 Bad Vöslau

Telefon 02252/890018

E-Mail: office@cf-austria.at
www.cf-austria.at

*Der Verein informiert über die Krankheit und gibt Betreuungsadressen in einzelnen Bundesländern bekannt.*

**Österreichische Arbeitsgemeinschaft Zöliakie**

Anton-Baumgartner-Str. 44/C5/2302
1230 Wien

www.zoeliakie.or.at

*Die Seite informiert über Ansprechpartner mit Mail-Adressen in den Bundesländern.*

**Österreichische Diabetikervereinigung**

Moosstraße 18
5020 Salzburg

Telefon 0662/827722

E-Mail: oedv.office@aon.at
www.diabetes.or.at

**Selbsthilfegruppe Zeckenopfer**

Kaiserstraße 71/1/3/7
1070 Wien

E-Mail: info@zecken.or.at
www.zecken.or.at

*Selbsthilfegruppen nach Bundesländern und Patienteninformationen in zahlreichen Sprachen.*

**Pollenflugvorhersage**

www.pollenwarndienst.at

# Schweiz

### Notrufe
**Rettungsdienst: 144** (gilt nicht für alle Bezirke!)
**Feuerwehr: 118**
**Polizei: 117**
**Vergiftungsnotfälle: 145**
**Giftnotruf Zürich: 01/2515151**

*Sie werden rund um die Uhr beraten, was im Ernstfall zu tun ist.*

### Verbände, Selbsthilfeorganisationen, Informationsdienste

**Integration Handicap**

Bürglistrasse 11
8002 Zürich

Telefon 044/2015826

E-Mail: info@integrationhandicap.ch
www.integrationhandicap.ch

**Liga für Zeckenkranke Schweiz**

3000 Bern

E-Mail: info@zeckenliga.ch
www.zeckenliga.ch

*Zahlreiche Links und medizinisches Forum mit Antworten auf Fragen zu Zeckenkrankheiten.*

**Schweizerische Elternvereinigung asthma- und allergiekranker Kinder (SEAAK)**

Südbahnhofstraße 14c
Postfach 3000 Bern 14

E-Mail: info@lung.ch
www.lungenliga.ch

*Links zu allergischen Krankheiten bei Kindern, Asthma, Bronchitis, cystische Fibrose, Pseudokrupp.*

**Schweizerische Gesellschaft für Cystische Fibrose**

Postgasse 17
3000 Bern 8

Telefon 031/3138845

E-Mail: info@cfch.ch
www.cfch.ch

*Die Organisation berät und unterstützt die Selbsthilfe.*

**Schweizerische Gesellschaft für Pädiatrische Pneumologie (SGPP)**

Ostschweizer Kinderspital
9006 St. Gallen

Telefon 071/2437111

E-Mail: juerg.barben@kispisg.ch
www.sgpp-schweiz.ch

*Zusammenschluss von Ärzten und Ärztinnen, die sich mit Atemwegs- und Lungenerkrankungen befassen. Link zu Spezialisten in jeder größeren Stadt.*

**Pollenflugvorhersage**

www.pollen.bulletin.ch

# SERVICE-TEIL

# Bücher, die weiterhelfen

Nachschlagewerke und allgemeine Ratgeber zu Kinderkrankheiten

### Kinderkrankheiten.
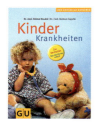
Dr. med. Helmut Keudel, Gräfe und Unzer Verlag, München
Rat und Hilfe vom Kinderarzt: Die häufigsten Krankheiten vom Säuglingsalter bis zur Pubertät.

### Kinderkrankheiten: Bewährte Hausmittel und wirksame Behandlung.
Gisela Sommer, Gondrom Verlag, Bindlach
Umfassendes Nachschlagewerk zu den häufigsten Kinderkrankheiten. Enthält wertvolle Tipps und Hinweise zum Umgang mit Entwicklungsstörungen.

### Kinderkrankheiten erkennen und behandeln.
Dr. Heike Kovács, Dr. Susanne Linder, Urania Verlag, Stuttgart
Krankheiten und Symptome werden in alphabetischer Reihenfolge abgehandelt; das ermöglicht schnelles und einfaches Nachschlagen.

### Der große GU Kompass Kinderkrankheiten.
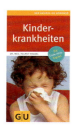
Dr. med. Helmut Keudel, Gräfe und Unzer Verlag, München
Praktischer Begleiter für den Alltag. Häufige Beschwerden von A-Z.

### Gesundheit für Kinder: Kinderkrankheiten verhüten, erkennen, behandeln.
Dr. med. Herbert Renz-Polster u.a., Kösel Verlag, München
Umfassendes Handbuch zur Kindergesundheit, das die verschiedenen Heilverfahren erläutert.

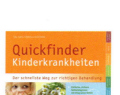

### Quickfinder Kinderkrankheiten: Der schnellste Weg zur richtigen Behandlung.
Dr. med. Ursula Keicher, Gräfe und Unzer Verlag, München
Mit dem bewährten Quickfinder-Prinzip finden Sie ganz unkompliziert die richtige Heilmethode für Ihr krankes Kind.

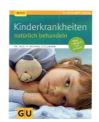

### Kinderkrankheiten natürlich behandeln.
Dr. med. H. Michael Stellmann, Gräfe und Unzer Verlag, München
Praktischer Rat zur ganzheitlichen Behandlung der häufigsten Kinderkrankheiten mit Hilfe von Naturheilmitteln und Homöopathie.

### Dr. Mama!: Das andere Buch der Kinderkrankheiten.
Cornelia Nitsch, Bassermann Verlag, München
Liebevoll illustrierter Ratgeber, der Ihnen zeigt, wie Sie Ihrem kranken Kind helfen und weiteren Erkrankungen vorbeugen können.

# Bücher, die weiterhelfen

### Handbuch Kinderkrankheiten.
Heike Kovács, BLV, München
Alles Wissenswerte über moderne Medikamente, alternative Heilmethoden und bewährte Hausmittel.

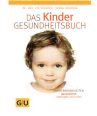

### Das Kinder-Gesundheitsbuch.
Dr. med. Jan Vagedes, Georg Soldner, Gräfe und Unzer Verlag, München
Standardwerk, das modernes schulmedizinisches Wissen und ganzheitliche Therapieverfahren vereint.

## Ratgeber zu speziellen Erkrankungen

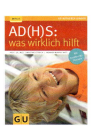

### AD(H)S: was wirklich hilft.
Prof. Dr. med. Christine Ettrich, Monika Murphy-Witt, Gräfe und Unzer Verlag, München
Hilfe für Zappelphilipp und Traumsuse. Das 10-Punkte-Förderprogramm.

### Neurodermitis bei Kindern.
Mechthild Hellermann, Trias Verlag, Stuttgart
Empfehlungen für den Alltag.

## Ratgeber zu einzelnen Methoden

### Bach-Blüten für Kinder.
Sigrid Schmidt, Gräfe und Unzer Verlag, München
Bach-Blüten zur Förderung der kindlichen Entwicklung, aber auch zur Behandlung verschiedener Krankheiten.

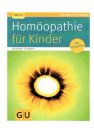

### Homöopathie für Kinder.
Werner Stumpf, Gräfe und Unzer Verlag, München
Klare Beschreibung von Ursachen, Symptomen und Behandlung von Erkrankungen mit Hilfe homöopathischer Mittel.

### Die magische 11 der Homöopathie für Kinder.
Katrin Reichelt, Sven Sommer, Gräfe und Unzer Verlag, München
Die wichtigsten homöopathischen Mittel zur gezielten Behandlung von Schwachstellen.

### Kinesiologie für Kinder.
Ludwig Koneberg, Gabriele Förder, Gräfe und Unzer Verlag, München
Verhaltensweisen aus einem neuen Blickwinkel betrachten und damit Lernblockaden abbauen können.

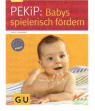

### PEKiP: Babys spielerisch fördern.
Anne Pulkkinen, Gräfe und Unzer Verlag, München
Das Prager-Eltern-Kind-Programm. Die schönsten Spiele für zu Hause.

### Schüßler-Salze für Kinder.
Günther H. Heepen, Gräfe und Unzer Verlag, München
Kinderkrankheiten wirksam und sanft behandeln. Sicher und zuverlässig zum richtigen Salz greifen, um die Heilung zu unterstützen.

# SERVICE-TEIL

### Alltag mit Kindern

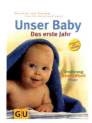

**Unser Baby. Das erste Jahr.**
Dagmar von Cramm, Prof. Dr. med. Eberhard Schmidt, Gräfe und Unzer Verlag, München
Ein praktischer Ratgeber zu allen Fragen der Pflege, Ernährung, Entwicklung und Gesundheit des Babys.

**Babyjahre: Die frühkindliche Entwicklung aus biologischer Sicht.**
Remo H. Largo, Piper, München
Interessantes und Wissenswertes rund um die Vielfalt kindlichen Verhaltens.

**Regulationsstörungen der frühen Kindheit.**
Mechthild Papousek, Michael Schieche, Harald Wurmser, Huber Verlag Bern
Informationen über die häufigsten Störungsbilder wie Schlaf- und Gedeihstörungen und vieles mehr.

**Oje, ich wachse!: Von den 10 »Sprüngen« in der mentalen Entwicklung Ihres Kindes während der ersten 20 Monate und wie Sie damit umgehen können.**
Hetty van de Rijt, Frans X. Plooij, Mosaik, München
Dokumentiert die Entwicklung von Kindern in den ersten 20 Monaten ihres Lebens und zeigt, wie sie gefördert werden können.

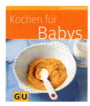

**Kochen für Babys.**
Dagmar von Cramm, Gräfe und Unzer Verlag, München
Ein Küchenratgeber mit vielen Rezeptideen für gesunde und schmackhafte Mahlzeiten für Babys.

**Babyernährung gesund & richtig: B(r)eikost und Fingerfood ab dem 6. Lebensmonat.**
Gabi Eugster, Urban & Fischer, München
Ratgeberwerk, das praxisnahe Informationen zur Babyernährung liefert.

**Babyernährung.**
Dr. Astrid Laimighofer, Gräfe und Unzer Verlag, München
Schritt für Schritt Babys Speiseplan gestalten. Gesunde Rezepte für alle.

**Kochen für Kleinkinder.**
Dagmar von Cramm, Gräfe und Unzer Verlag, München
Originelle Rezeptideen sowie Ratschläge zur gesunden Ernährung im Kleinkindalter.

**Schreiende Babys – Schlaflose Nächte.**
Sandy Jones, Ravensburger Verlag, Ravensburg
Das Buch stellt die häufigsten Ursachen bei Schlafproblemen von Babys dar und wie sie überwunden werden können.

## Bücher, die weiterhelfen

### Schlafen lernen. Sanfte Wege für Ihr Kind.
Petra Kunze, Dr. med. Helmut Keudel, Gräfe und Unzer Verlag, München
Der individuelle Weg zu ruhigen Nächten. Einfache Tipps und Einschlafrituale.

### Das Stillbuch.
Hannah Lothrop, Kösel Verlag, München
Ein einfühlsamer Ratgeber für junge Mütter.

### Die schönsten Rituale für Kinder.
Petra Kunze, Catharina Salamander, Gräfe und Unzer Verlag, München
Den Alltag von Kindern strukturieren und das Familienleben bereichern.

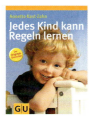

### Jedes Kind kann Regeln lernen.
Annette Kast-Zahn, Gräfe und Unzer Verlag, München
Auf den Punkt gebracht: Anregungen für Eltern, wie sie Probleme, die jeden Tag auftreten, erfolgreich meistern.

### Das Erziehungs-ABC. Von Angst bis Zorn.
Petra Stamer-Brandt, Monika Murphy-Witt, Gräfe und Unzer Verlag, München
Tipps und Lösungsvorschläge, um den Teufelskreis von Stress und Überforderung zu durchbrechen.

### Kinder gezielt fördern.
Cornelia Nitsch, Prof. Dr. Gerald Hüther, Gräfe und Unzer Verlag, München
Informationen und altersgerechte Förderspiele zu Bewegung, Kreativität, Sprache und vieles mehr.

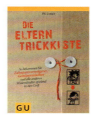

### Die Eltern-Trickkiste.
Ute Glaser, Gräfe und Unzer Verlag, München
Praktische und liebevolle Tipps, um den ganz normalen Familienwahnsinn zu bewältigen.

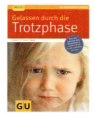

### Gelassen durch die Trotzphase.
Annette Kast-Zahn, Gräfe und Unzer Verlag, München
Sehr klare und praktische Erziehungsmethoden, um kleine Trotzköpfe von zwei bis sechs Jahren gelassen, liebevoll und konsequent zu erziehen.

### Körpersprache der Kinder.
Samy Molcho, Mosaik Verlag, München
Kinder besser verstehen lernen, indem man ihre körperlichen Ausdrucksmöglichkeiten deuten kann.

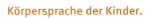
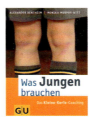

### Was Jungen brauchen.
Alexander Bentheim, Monika Murphy-Witt, Gräfe und Unzer Verlag, München
Stärken statt strafen. Praxisorientierte Ratschläge für Eltern zur Erziehung von Söhnen.

# SERVICE-TEIL

# Beschwerden- und Sachregister

## A

Abwehrkräfte 165
Allergene 90, 114, 116, 130, 131
Allergien
- Asthma bronchiale 104–106
- Hautausschlag 37, 38, 49–51, 130/131
- Milchschorf 41
- Nahrungsmittelunverträglichkeit 114/115
- Neurodermitis 132/133
- Schnupfen 90/91
- Zöliakie 116

Anämie 163
Anamnese 176
Anaphylaktischer Schock 114, 131, 140
Antibiotika 176
Antimykotika 134
Appetit, mangelnder 164
Armbruch 161
Arztbesuch 11
Asthma-Anfall 104, 106
Asthma bronchiale 104–106
- allergisches 104–106
Astigmatismus 74
Atemnot 104, 106, 107, 140, 148
Atemprobleme 20, 21, 92, 96, 97
Atemspende 146/147
Atemstillstand 144–147
Atemwegskrankheiten 86–107
Atopie 132
Augen
- gerötete 72
- tränende 72

Augenerkrankungen 72–74

## B

Bärentraubenblättertee 121
Bakterien 176
Bandwürmer 123
Bauch, aufgetriebener 119
Bauchschmerzen
- Diagnosetabelle 108/109
Beinbruch 161
Beißring 24
Benommenheit 71, 85
Berührungsempfindlichkeit 85
Bettnässen 120, 166
Bettruhe 14
Beule 159
- am Kopf 150
Bewusstlosigkeit 144–147
Bindehautentzündung 72
Bisswunde 158
Blähungen im Babyalter 28
Blässe 163
Blaubeertee 113
Blinddarm
- Durchbruch 118
- Entzündung 118
Blütenstauballergie 90, 104
Blutarmut 163
Bluterguss 159
- am Kopf 150
Blutschwämmchen 40
Blutung 158, 159, 160
- im Bereich der Gehirnhäute 150
Blutuntersuchung 176
Blutverlust 159
Blutzuckerspiegel, niedriger 82
Brandwunden 156/157
Brombeertee 113
Bronchitis 98–100
- obstruktive 98
Brustwickel bei Husten 99, 100

## C

Chat 166
Coffein 166
Computerspiel 166
Computertomographie (CT) 176

## D

Darmeinstülpung 119
Darmfehlbildung 119
Darmpassage 119
Darmschlinge 32
Darmverschluss 119
Dellwarzen 136
Dermatitis, atopische 132/133
Diphtherie 68
- Impfung gegen 171
Dornwarzen 136
Dreimonatskoliken 28
Dreitagefieber 61
Druckverband 159
Durchfall
- im Babyalter; Diagnosetabelle 26/27
- im Kindesalter; Diagnosetabelle 110/111

## E

EEG 176
Einnässen 120, 166
Eisenmangel 163
EKG 177
Ekzem, atopisches 132/133
Elektroenzephalographie 176
Elektrokardiographie 177
Elektrolytlösung 29, 112, 173, 174
Endemiegebiet 71
Entzündung 177
Enzephalitis 64

186

## Beschwerden- und Sachregister

Enzyme 114
Erbrechen
- im Babyalter; Diagnosetabelle 26/27
- im Kindesalter; Diagnosetabelle 110/111

Erfrierung 154
Erkältung
- im Babyalter 22/23
- im Kindesalter 86–88

Ernährung
- ballaststoffreiche 117
- bei Krankheit 12/13

Erste Hilfe 142–161
Erstuntersuchung 168
Ertrinken 149

## F

Fadenpilze 134
Farbfehlsichtigkeit 74
Faulecken 78
Fehlhaltungen 35, 128/129
Fehlsichtigkeit 74
Feuermale 39
Fieber
- im Babyalter; Diagnosetabelle 20/21
- im Kindesalter; Diagnosetabelle 46–48

Fieberbläschen 80
Fieberkrämpfe 21, 149
Flachwarzen 136
Flüssigkeitsverlust
- bei Durchfall und Erbrechen 26, 27, 29, 112, 113

Flugreisen 175
Fontanelle 42
Frühsommer-Meningoenzephalitis (FSME) 71
- Impfung gegen 71

Fußbad, ansteigendes 88
Fußfehlhaltungen 35, 129
Fußpilz 134, 135

## G

Gedeihstörungen 19, 116
Gehirnentzündung 64
Gehirnerschütterung 150
Gehirnhautentzündung 71, 85
Gehirntumor 83, 111
Gerstenkorn 73
Gesundheitsvorsorge 162–175
- vor Reisen 174/175

Gewichtszunahme im Babyalter 19, 116
Giftinformationszentren 179, 180, 181
Gliederschmerzen 62, 71
Glomerulonephritis 122
Gluten 116
Grind 137
Grippaler Infekt 86–88
Grippe 62/63
- Impfung gegen 63

Grünholzfraktur 160
Gürtelrose 54

## H

Haemophilus-influenzae-Bakterium Typ b 85
- Impfung gegen 171

Halsentzündung 94/95
Halsschmerzen 94/95
- Diagnosetabelle 93

Halswickel 57, 65, 67
Haltungsschwächen 128/129
Harndrang, häufiger 120
Harnwegsinfektion 120/121
Hausapotheke 173
Hautausschlag
- allergischer 37, 38, 49, 51, 130/131
- im Babyalter; Diagnosetabelle 36–38
- im Kindesalter; Diagnosetabelle 49–51

Hautkrankheiten 130–141
Hautmale bei Neugeborenen 39/40
Hautpilze 134/135
Hefepilze 134
Heiltees 173
- bei Blähungen 28
- bei Durchfall 113
- bei Erkältung 88
- bei Fieber 63
- bei Halsschmerzen 57, 95
- bei Harnwegsinfektion 121
- bei Husten 99, 102

Hepatitis-A
- Impfung gegen 175

Hepatitis-B
- Impfung gegen 171

Hernie 32
Herpesbläschen (Herpes labialis) 80
Herpes-simplex-Virus 79
Herzdruckmassage 147
Herzfehler 59
Herzstillstand 147
Heuschnupfen 90/91
Hitzschlag 152
Hodenhochstand 127
Hodenstieldrehung (Hodentorsion) 33
Hodenwasserbruch 33
Hörvermögen 77
Hohlkreuz 128
Hormone 38, 41, 127, 177
Hüftdysplasie 34
Hüftgelenk
- Reifungsstörung 34

Hüftluxation 34
Husten
- Diagnosetabelle 96/97
- im Babyalter 20, 21, 22, 23
- im Kindesalter 96–103

Hustensäfte, selbstgemachte 99
Hustentee 99, 102

Hydrozele 33
Hyperaktivitätssyndrom 166
Hypoallergene Säuglingsmilch 177
Hyposensibilisierung 90, 105

## I

Ileus 119
Immunsystem 90, 165
Impetigo 137
Impfausschlag 42
Impfungen 170–172
Infektion 177
Infektionskrankheiten 52–71
Influenza 62/63
Inhalation
- bei Erkältung 87, 88
- bei Husten 102
- bei Mittelohrentzündung 76

Insektenschutz 140
Insektenstich 140

## J

Juckreiz 36–38, 49–51, 123, 124

## K

Kamille 57, 65, 78, 79, 89, 95, 99, 112, 124, 126
Karies 81
Kartoffelwickel
- bei Halsschmerzen 57
- bei Husten 99
- bei Kopfschmerzen 84

Kehlkopfdeckelentzündung 47, 93
Kernspintomographie 177
Keuchhusten 101/102
- Impfung gegen 172

Kinderlähmung, Impfung gegen 172
Kirschkernkissen 59, 65

Klimakur 105
Klingelhose 167
Klumpfuß 35
Knochenbruch 161
Koliken im Babyalter 28
Kontaktekzem 130
Konzentrationsstörung 166
Kopfdampfbad
- bei Erkältung 87, 88
- bei Husten 102
- bei Mittelohrentzündung 76

Kopfgneis 41
Kopfläuse 139
Kopfschmerzen 84
- Diagnosetabelle 82/83

Kopfverletzung 150
Krätze 138
Krankenversicherung für Auslandsreisen 174
Kreislaufregulationsstörung 82
Kreislaufschock 151
Kreislaufversagen 151
Krupphusten 103
Krusten 42, 49, 54/55, 78–80, 137–139
Kümmel-Fenchel-Tee 28
Kuhmilchallergie 114
Kurzsichtigkeit 74
Kusskrankheit 66/67
Kyphose 128

## L

Laktobacillen 29, 112
Langeweile 14
Laptop 166
Lasertherapie 40
Läuse 139
Lavendel 69, 106
Leistenbruch 32
Leistenkanal 32, 127
Lichtempfindlichkeit 52, 72, 84, 85
Lindenblütentee 63, 88

Lippenbläschen 80
Lordose 128
Lotio alba 55, 60
Luftbefeuchtung 87
Lungenentzündung 107
Lyme-Borreliose 70
Lymphknoten am Hals, vergrößerte 93

## M

Madenwürmer 123
Magen-Darm-Infektion
- im Babyalter 29
- im Kindesalter 112/113

Magenpförtnerverengung 30
Magenschleimhautentzündung 109, 110
Malariaprophylaxe 175
Mandelentzündung 94/95
Mandeloperation 95
Masern 52/53
- Impfung gegen 172

Meningitis 71, 85
Migräne 84
Milben 138
Milchkaffeeflecken 40
Milchschorf 41
Mineralstoffe 27, 112
Mittelohrentzündung 75/76
Mongolenfleck 40
MRT 177
Müdigkeit, chronische 165
Mukoviszidose 27, 97, 111
Mumps 64/65
- Impfung gegen 172

Mundfäule 79
Mundgeruch 68
Mundhygiene 81
Mundschleimhaut, entzündete 79
Mundsoor 43
Mundwinkel, entzündete 78
Muskelverkrampfung 153

## Beschwerden- und Sachregister

### N

Nabelbluten 31
Nabelbruch 31
Nabelentzündung 31
Nabelgranulom 31
Nackensteifigkeit 71, 85
Nährstoffe 115, 165
Nahrungsmittelunverträglichkeit 114/115
Nase, verstopfte
- im Babyalter 22, 23
- im Kindesalter 86–89

Nasenbluten 160
Nasennebenhöhlenentzündung 89
Nasentropfen
- selbstgemachte 23

Neugeborenen-Akne 41
Neugeborenen-Gelbsucht 39
Neurodermitis 132/133
Nickelallergie 130
Nierenentzündung, akute 122
Niesen 86, 90
Nissen 139
NMR 177
Notfallsituationen 142–161
Notrufnummern 179, 180, 181

### O

O-Beine 129
Ohnmacht 144
Ohrenschmerzen 75/76
Ohrtrompete 75
Ohrwickel 76

### P

Papillomaviren (HPV)
- Impfung gegen 172

Parasiten 51
Peak-flow-Meter 105
Pendelhoden 127

Pertussis 101/102
- Impfung gegen 172

Pfefferminzöl 84
Pfeiffersches Drüsenfieber 66/67
Phimose 126
Pilzinfektionen der Haut 43, 134/135
Plattfüße 129
Platzwunde 150, 158
Poliomyelitis, Impfung gegen 172
Pollenallergie 90, 104
Pollenflugvorhersage 180, 181
Poliomyelitis
- Impfung gegen 172

Polypen 92
Prellung 159
Pseudokrupp 103
Pulskontrolle 145

### Q

Quaddeln 37, 49, 130
Quarkwickel
- bei Halsbeschwerden 67
- bei Husten 100

Quetschung 159

### R

Rachenentzündung 94/95
Rachenmandel
- Vergrößerung 92

Reiseapotheke 174
Reisekrankheit 174
Reizüberflutung 166
Ringelröteln 60
- Schwangerschaft 60

Röntgendiagnostik 178
Röteln 58/59
- Impfung gegen 59, 172
- Schwangerschaft 59

Rotgrünblindheit 74
Rundrücken 128

### S

Säuglingsekzem 41
Salbei 80, 95
Salbeitee 57, 95
Scabies 138
Schädelbruch 150
Scharlach 56/57
Scheidenentzündung 124
Schielen 74
Schlaf 10, 22, 167
Schlafstörungen 167
Schluckbeschwerden 64, 68, 93–95
Schnarchen 92
Schnupfen
- allergischer 90/91
- im Babyalter 22/23
- im Kindesalter 86–89

Schock 151
Schokolade 63, 109, 166
Schreien im Babyalter 18
Schwarzkümmel 69
Schwerhörigkeit 75, 77, 92
Seelische Probleme 82, 104, 108, 117, 167
Sehstörungen 74, 84
Selbsthilfeorganisationen 179–181
Sensibilisierung 90
Sinusitis 89
Skoliose 128
Sonnenbrand 141
Sonnenschutz 141, 152, 175
Sonnenstich 152
Sonographie 178
Spiele 14/15
Spitzwegerich 99
Sprachentwicklung, verzögerte 77, 163
Spreizhose 34
Spulwürmer 123
Stabile Seitenlage 145
Stabsichtigkeit 74

## SERVICE-TEIL

Standardimpfplan 170
Storchenbiss 39
Streptokokken 56
Stromunfall 153
Stuhl/Stuhlgang 10, 26/27, 30, 117, 120/121
Stuhlveränderung 26, 116, 117

## T

Talgdrüsen 41
Taubheit 59
Taubheitsgefühl 84, 161
Teebaumöl 69
Tetanus, Impfung gegen 158, 172
Thymian 99, 102
Thymianwickel 100
Tinea capitis 134
Tinea corporis 134
Tränenfluss 72
Tröpfcheninfektion 52

## U

Übelkeit 82–84, 108–111
Ultraschalluntersuchung 30, 168, 176, 178
Unterkühlung 154
Urinprobe 121
Urinuntersuchung 178
Urinveränderung 120, 122

## V

Verätzung 155
Verbände 158–161
Verbandsmaterial 173
Verbrennung 156/157
Verbrühung 156/157
Vergiftung 155
Verletzung 158–161
 des Kopfes 150
Verschlucken eines Fremdkörpers 97, 148

Verstauchung 160
Verstopfung 26, 27, 108, 109, 117
Viren 178
Vitamine 165
Vorhautentzündung 125
Vorhautverengung 126
Vorschuluntersuchung 169
Vorsorgeuntersuchung 168/169

## W

Wadenwickel, fiebersenkende 48
Walkman 166
Wanderröte 70
Warzen 136
Wasserlassen
 Beschwerden beim 120, 122, 124, 125, 126
Weitsichtigkeit 74
Wickel
• bei Fieber 48
• bei Halsbeschwerden 57, 65, 67
• bei Husten 99, 100
• bei Kopfschmerzen 84
• bei Mittelohrentzündung 76
Windeldermatitis 43
Windelsoor 43
Windpocken 54/55
• Impfung gegen 172
Wirbelsäule
• Fehlhaltung 128
• Verletzung 161
Wunden 158–160
Wunder Po 43
Wundstarrkrampf
• Impfung gegen 172
Wurmerkrankungen 123

## X

X-Beine 129

## Z

Zähneputzen 81
Zahnen 24/25
Zahnschmerzen 81
Zappelphillip 166
Zecken 69
• Erkrankungen durch Zeckenstich 70/71
Zeckenzange 69
Zerrung 160
Ziegenpeter 64/65
Zöliakie 116
Zoster 54
Zwiebelsocken 88
Zwiebelwickel 76

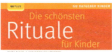 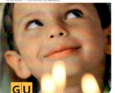 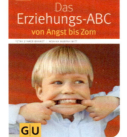 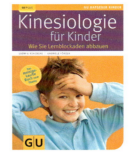

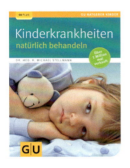 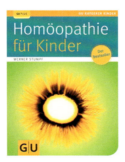 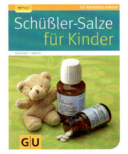

# DIE GU RATGEBER KINDER
## Für Ihre Kinder nur das Beste

Sie tun viel für Ihre Kinder – wir tun alles, um Sie dabei zu unterstützen. Unsere Bücher sind geschrieben von **echten Experten** mit langjähriger Erfahrung: Sie bieten Ihnen **aktuelle und bewährte Methoden**, mit denen Sie Ihre Kinder **pflegen** und zärtlich verwöhnen, gesund erhalten und **fördern** können. Alle Übungen, Tipps und Anleitungen sind **mehrfach geprüft** und so geschrieben, dass jeder sie leicht nachvollziehen kann. Natürlich werden alle Inhalte immer auf dem **aktuellen Stand** gehalten.

**GU PLUS**

### Und jetzt neu:
→ **Der GU-Folder** bietet einen echten Zusatznutzen – als Poster, Einkaufshilfe oder praktische Übersicht.
→ **Die 10 GU-Erfolgstipps** vermitteln spezielles Praxis-Know-how aus dem reichen Erfahrungsschatz der Autoren, das den Ratgeber einzigartig macht.

# IMPRESSUM

## Über die Autorin

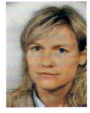

Dr. med. Ursula Keicher arbeitete nach ihrem Medizinstudium zunächst als Ärztin in mehreren Kinderkliniken. Inzwischen ist sie bereits seit vielen Jahren als Kinderärztin mit homöopathischer Zusatzbezeichnung in eigener Praxis in der Nähe von München tätig. Aus langer praktischer Erfahrung weiß die zweifache Mutter, wie wichtig es ist, bei der Behandlung kranker Kinder das Beste aus Schulmedizin und natürlichen Hausmitteln und Heilmethoden zu kombinieren. Frau Dr. Keicher hat bereits mehrere Gesundheitsratgeber bei GU geschrieben.

## Wichtiger Hinweis

Alle Ratschläge, Anwendungen und Übungen in diesem Buch wurden von der Autorin sorgfältig recherchiert und in der Praxis erprobt. Dennoch können nur Sie selbst entscheiden, ob und inwieweit Sie diese Vorschläge mit Ihrem Kind umsetzen können und möchten. Lassen Sie sich in allen Zweifelsfällen zuvor durch einen Arzt oder Therapeuten beraten. Weder Autorin noch Verlag können für eventuelle Nachteile oder Schäden, die aus den im Buch gegebenen praktischen Hinweisen resultieren, eine Haftung übernehmen.

## Umwelthinweis

Dieses Buch ist auf PEFC-zertifiziertem Papier aus nachhaltiger Waldwirtschaft gedruckt. Um Rohstoffe zu sparen, haben wir auf Folienverpackung verzichtet.

© 2011 GRÄFE UND UNZER VERLAG GmbH, München
Aktualisierte Neuausgabe von »Kinderkrankheiten«, GRÄFE UND UNZER VERLAG 1997,
ISBN 978-3-7742-3028-6

Alle Rechte vorbehalten. Nachdruck, auch auszugsweise, sowie Verbreitung durch Bild, Funk, Fernsehen und Internet, durch fotomechanische Wiedergabe, Tonträger und Datenverarbeitungssysteme jeder Art nur mit schriftlicher Genehmigung des Verlages.

**Projektleitung:** Reinhard Brendli
**Lektorat:** Rita Maria Güther
**Bildredaktion:** Elke Dollinger
**Umschlaggestaltung und Layout:** independent Medien-Design, Horst Moser, München
**Herstellung:** Renate Hutt
**Satz:** Christopher Hammond
**Lithos:** Repro Ludwig, Zell am See
**Druck und Bindung:** Firmengruppe APPL, Wemding

ISBN 978-3-8338-1986-5

1. Auflage 2011

## Bildnachweis

Fotos: Alamy: S. 31; Allesalltag: S. 63, 76; Corbis: vordere Umschlagseite, S. 164, hintere Umschlagseite (r.); F1 Online: S. 19, 44, 105; Flickr: S. 34; Flora Press: S. 99; Fotolia: S. 155 (o.); Getty: S. 2, hintere Umschlagseite (li. u. m.); Istockphoto: S. 35, 40; Jump: S. 101; Kramp&Gölling: S. 13, 115; Masterfile: S. 125, 135; Mauritius: S. 4, 15, 42, 69, 78, 91, 141, 174; Medicalpicture: S. 132; Ostkreuz/Fotofinder: S. 6, 87; Plainpicture: S. 8, 16, 117, 142; Shutterstock: S. 25, 155 (u.); Stockfood: S. 23, 113; Wildlife: S. 121; Your photo today: S. 9, 43, 73, 170
**Illustrationen:** Ingrid Schobel
**Syndication:**
www.jalag-syndication.de

### Unsere Garantie

Alle Informationen in diesem Ratgeber sind sorgfältig und gewissenhaft geprüft. Sollte dennoch einmal ein Fehler enthalten sein, schicken Sie uns das Buch mit dem entsprechenden Hinweis an unseren Leserservice zurück. Wir tauschen Ihnen den GU-Ratgeber gegen einen anderen zum gleichen oder ähnlichen Thema um.

### Liebe Leserin und lieber Leser,

wir freuen uns, dass Sie sich für ein GU-Buch entschieden haben. Mit Ihrem Kauf setzen Sie auf die Qualität, Kompetenz und Aktualität unserer Ratgeber. Dafür sagen wir Danke! Wir wollen als führender Ratgeberverlag noch besser werden. Daher ist uns Ihre Meinung wichtig. Bitte senden Sie uns Ihre Anregungen, Ihre Kritik oder Ihr Lob zu unseren Büchern. Haben Sie Fragen oder benötigen Sie weiteren Rat zum Thema? Wir freuen uns auf Ihre Nachricht!

**Wir sind für Sie da!**
Montag – Donnerstag: 8.00 – 18.00 Uhr;
Freitag: 8.00 – 16.00 Uhr
Tel.: 0180-5 00 50 54*   *(0,14 €/Min. aus
Fax: 0180-5 01 20 54*     dem dt. Festnetz/
E-Mail:                   Mobilfunkpreise
leserservice@graefe-und-unzer.de    maximal 0,42 €/Min.)

**P.S.:** Wollen Sie noch mehr Aktuelles von GU wissen, dann abonnieren Sie doch unseren kostenlosen GU-Online-Newsletter und/oder unsere kostenlosen Kundenmagazine.

GRÄFE UND UNZER VERLAG
Leserservice
Postfach 86 03 13
81630 München